UNTENRUM OFFEN

Dr. med. Martina Lenzen-Schulte

UNTENRUM OFFEN

Der Beckenboden nach der Geburt

VERHARMLOST - IGNORIERT - TABUISIERT

Eden BOOKS

Inhalt

Wie dieses Buch entstand

Dieses Buch basiert auf gefühlt unendlich vielen Gesprächen mit Frauen, deren Beckenboden infolge einer natürlichen Geburt beschädigt worden ist und die sich über meinen Blog an mich gewandt haben. Sie gaben den Anstoß, ihre Nöte aufzuschreiben. Als Frau, Mutter und Ärztin war ich zutiefst von ihren Geschichten berührt. Als Medizinjournalistin wollte ich die Ignoranz gegenüber solchen Schicksalen anprangern. Gleichzeitig belege ich das, was mir berichtet worden ist, mithilfe der Wissenschaft: Alles ist durch Studien nachgewiesen. Ich hoffe, Mütter, Schwestern, Freundinnen, Partnerinnen und Partner, Männer und Bekannte von Betroffenen sowie Ärztinnen und Ärzte und alle, die beruflich mit Geburten zu tun haben, lesen das ebenfalls und haben danach mehr Verständnis und Mitgefühl.

Mein großer Dank gilt all jenen Frauen, die sich mir anvertraut und mir vertraut haben, ebenso allen Expertinnen und Experten, die mich nimmermüde unterstützt haben. Nicht zuletzt danke ich Julia Gommel-Baharov und Nina Schumacher, ohne die das Buch nicht möglich gewesen wäre.

Martina Lenzen-Schulte

1

GESCHÄDIGTE UND DAS SYSTEM

1.1 Untenrum offen – was Frauen fühlen

»A woman is a woman until she is a mother.«
Anna Prushinskaya[1]

Sie sind 28 oder 33 oder 37 oder 41 Jahre alt, sie haben ihr erstes Kind geboren, ihnen fällt ihre Gebärmutter nach unten aus der Scheide heraus oder ihr Partner stößt beim Sex dagegen, sie können ihren Urin nicht halten, wenn sie lachen, sie kommen vom Joggen nach Hause und merken, dass die Unterhose stuhlverschmiert ist. Sie haben Angst und fragen sich, was sie haben. Sie versuchen es mit Physiotherapie, Pilates oder Pessaren. Sie sind viele, es werden immer mehr und sie tauschen sich immer öfter auf Facebook aus.

In Deutschland bekommen jedes Jahr fast 800.000 Schwangere ein Kind, fast die Hälfte davon zum ersten Mal. Etliche Frauen werden nach einer natürlichen Geburt von ihrem Beckenbodenschaden überrumpelt. Völlig unvorbereitet trifft sie der Schock, dass etwas untenrum nicht mehr stimmt. Sie wussten nicht, dass sich nach einer Entbindung plötzlich das Wasserlassen, das Sitzen, das, was man unten zwischen den Beinen hat, anders anfühlt als zuvor. Sie glauben zunächst der Hebamme, die ihnen sagt, das könne vorkommen nach einer Geburt, aber es werde schon wieder: »Das gibt sich«, lautet eine der Standardformulierungen. Aber nach mehreren Tagen oder Wochen, schon längst zu Hause und im Stress mit Kind und Haushalt, werden die Frauen plötzlich misstrauisch. Etliche verlieren nur unwillkürlich ein wenig Urin bei Anstrengung, bei manchen ist jedoch der Darmausgang nicht mehr ganz dicht, sie können ihren Stuhl nicht halten. Andere fühlen sich schwach, so als sacke ihr Körperinneres nach unten, als sei da nicht mehr genug Festigkeit, nichts mehr, das ihnen Halt gibt. Sie trauen sich nicht mehr, zu hüpfen oder zu laufen. Wieder andere spüren, dass direkt etwas in ihre Scheide drückt wie ein Ei, irgendwie von oben, entweder abends, nach einem langen Tag oder immer – und es wird schlimmer. Manche haben Schmerzen, weil die Organe der Schwerkraft folgen, nach unten ziehen, wenn der Beckenboden nicht mehr trägt.

All diese Frauen sind erstaunt, weil ihnen vor der Geburt niemand gesagt hat, dass es nach der Geburt so sein könnte. Jetzt weiß plötzlich jeder, dass dies nicht ungewöhnlich ist: »Hast du das denn nicht gewusst?« Der Preis der Mutterschaft. Es sind nicht wenige, die ihn zahlen. Rund 25 Prozent aller Schwangeren sind beispielsweise nach der Geburt inkontinent, können ihren Urin nicht mehr halten. Nicht alle verlieren ihn gleich im Schwall, bei manchen sind es »nur« Tropfen, aber unangenehm ist es allemal. Der Markt der parfümierten Slipeinlagen für Frauen boomt. Bei mehr als zwei Dritteln wird die Urininkontinenz nach der Geburt zu einem Dauerproblem. Andere finden fast zu alter Form zurück, manche erholen sich schließlich – allerdings nicht ohne erheblichen Trainingsaufwand.

Oft vergehen etliche Monate, bis den Betroffenen ihre Lage richtig bewusst wird. Die jungen oder nicht mehr ganz so jungen Mütter beginnen, Fragen zu stellen. In der Frauenarztpraxis, im Internet, sie wenden sich an beste Freundinnen. Die einen wiegeln ab, die anderen sind peinlich berührt. Sie googeln und finden zur Facebook-Gruppe »Gebärmuttersenkung, Blasensenkung, Rektozele, Inkontinenz, Beckenboden« – ein pragmatischer Name, der sicherstellt, dass möglichst viele Frauen über passende Suchwörter dort landen. Wer ihre Beschreibungen liest, ist erschüttert. Viele begreifen an diesem Punkt erstmals, dass sie vor, während und nach der natürlichen Geburt mangelhaft beraten, falsch angeleitet, oberflächlich untersucht und unzureichend versorgt worden sind.

Wichtig ist, dass überhaupt irgendjemand auf die richtige Diagnose kommt. Warum? Damit die Beschwerden frühzeitig richtig zugeordnet werden, damit die Betroffenen sich konsequent schonen, damit sie lernen, welche passiven Stützhilfen es gibt. Denn für einen geschädigten Beckenboden ist Entlastung erste Bürgerinnenpflicht. Ein solcher Schaden macht sich auf vielfältige Weise bemerkbar, das macht es nicht leicht, die Symptome richtig zu deuten.

Wie fühlt es sich an, wenn eine Frau nach der Geburt »untenrum offen« ist?

»Mit meinen Kindern rennen oder springen auf der Hüpfburg kann ich nicht, ratzfatz ist der Slip nass – oder mehr, eine Tasse voll, es ging eigentlich direkt nach der Geburt los.«

»Ich merke nicht, wenn ich Stuhl verliere. Die Unterhose ist manchmal schmutzig, Stuhlschmieren nennt es mein Arzt.«

»Wenn ich meinen Finger in die Scheide stecke, spüre ich nach zwei Zentimetern was, da ist was, das nach unten drückt.«

»Bei Yoga in die Hocke gehen geht gar nicht, nach unten pressen – niemals.«

»Beim Sex verliere ich regelmäßig Urin, nicht weil ich so in Ekstase wäre, es läuft schon vorher raus.«

»Im Schwimmbad kommt ständig Wasser in die Scheide.«

»Auch wenn ich keine Blähungen habe, geht Wind ab; plötzlich stinkt es. Treffen mit Freunden sind passé.«

»Beim Joggen laufe ich nur Wege, auf denen ich ab und zu unbemerkt Pipi machen kann.«

»Auf Sport muss ich verzichten, weil ich mich untenrum ganz schwach fühle, alles wie durchhängend, ich habe seit der Geburt deshalb viel an Gewicht zugenommen.«

»Bei mir sprüht der Urin in alle Richtungen, wenn ich Wasser lassen will.«

»Ich wurde lange genäht nach der Geburt, ich konnte wochenlang nicht ohne Schmerzen sitzen, jetzt tut es immer noch manchmal weh beim Sex mit meinem Mann, es ist schon länger als ein Jahr her.«

»Als ich meiner Frauenärztin meine Beschwerden schilderte, sagte sie, Sex werde überbewertet.«

»Als ich meinem Frauenarzt meine Beschwerden schilderte, sagte er, es sei ja schrecklich, dass ich keinen Sex habe.«

»Mein Mann hat großes Verständnis, aber das hilft nicht, ich fühle mich minderwertig als Frau, weil ich ›da unten‹ so völlig verändert bin.«

»Ich gehe morgens zur Toilette, reize dann meinen Darm, indem ich den Finger in die Scheide reinstecke und drücke, erst dadurch kommt der Stuhl raus.«

»Ich spüre kleine Knubbel unten, dort tut es weh beim Sex; meine Ärztin sagt, der Dammriss wäre bei mir grad gar nicht hübsch genäht worden.«

»Ich trage einen ganz dicken Tampon im Darm, wenn ich mal rausgehe zum Einkaufen, weil ich Angst habe, dass ich Inhalt aus dem Darm verliere, wenn ich im Laden bin; ich trage keine hellen Röcke oder Hosen mehr.«

»Meine Hebamme sagte, dass sei bei ihr auch passiert, das sei eben der Preis für Kinder.«

»Nach einer Zangengeburt war viel kaputt, der Arzt, der mich zusammennähte, war ganz jung, der Oberarzt, der die Zange verwendete, ging nach der Geburt weg.«

»Mein Mann sagt nichts, aber ich spüre ihn kaum noch, wenn er in mir ist.«

»Wenn ich unter der Dusche stehe und in meine Vagina hineinfasse, ertaste ich eine Kugel und weiß nicht, was das ist, im Stehen ist es immer da; ich habe keine Beschwerden, aber es macht mir Angst.«

Ist das nur subjektiv, sind das Horrorgeschichten von einigen wenigen Frauen? Keineswegs. Denn Beckenbodenschäden nach Geburten sind inzwischen so häufig, dass sich die Fachwelt immer eingehender damit beschäftigt. Frauen, denen diese Beschreibungen bekannt vorkommen, brauchen professionelle Hilfe, Beratung, möglicherweise Therapie. Jedenfalls mehr als einfache Rückbildungsübungen. Betroffene sollten sich vor allem nicht in der Geburtsklinik, von der Hebamme oder von ihrer Frauenärztin, ihrem Frauenarzt abspeisen und beschwichtigen lassen mit: »Das geht allen in der ersten Zeit so«, »Sieht normal aus«. Nein, solche Sätze müssen eher hellhörig werden lassen. Dahinter verbergen sich wahlweise Hinhaltetaktiken, Abwiegeln, Inkompetenz oder aber ein schlechtes Gewissen – weil womöglich die Anleitung zum Pressen zu früh kam, über eine Risikoschwangerschaft nicht umfassend aufgeklärt wurde oder unerfahrene Ärztinnen oder Ärzte im

Kreißsaal die Geburtsverletzungen nicht fachgerecht versorgt haben.

Es gilt, sich so früh wie möglich Unterstützung zu sichern. Bei einer guten Physiotherapeutin, die auf den Beckenboden spezialisiert ist, bei verständnisvollen Frauenärztinnen und -ärzten, in einem Beckenbodenzentrum mit Expertise. Keine Scheu sollte frau haben, sie alle zu löchern, zu nerven, ihnen immer wieder Fragen zu stellen. Jede Wöchnerin, jede Mutter hat ein Recht auf kompetente und professionelle Hilfe. Erklärungsbedürftig ist nicht dieser Anspruch, erklärungsbedürftig ist vielmehr, warum sie geschädigt worden ist.

1.2 Beckenbodenschäden: Tabuisiert, ignoriert, verharmlost

»The loser's standing small.«
ABBA[1]

Wer als Mutter einen Schaden am Beckenboden erlitten hat, spricht nicht darüber. Sie erzählt nicht, dass sie den Urin nicht halten kann, wenn sie lacht, dass sie nur mit dichter Vorlage in der Unterhose das Haus verlässt, dass sie seit Monaten nach der Geburt keinen Sex hatte und der seither ohnehin nur bedingt gut ist. Sie redet nicht mit der Mutter, nicht mit der Schwester und nicht mit der besten Freundin darüber. »Ich sage, ich habe was mit dem Darm, mit der Verdauung – auch in der Verwandtschaft«, vertraute mir eine geschädigte Frau an. Darmprobleme, so etwas wie Reizdarm, das sei für viele okay, Einkoten sei definitiv kein Gesprächsthema.

Allenfalls forschen Frauen in sozialen Medien nach, treten geschlossenen Gruppen bei, um anonym ihre Beschwerden mit den übrigen Betroffenen abzugleichen, ihre eigenen zu schildern, sich Tipps zu holen. Das ist ein Muster, das sich bis ins ärztliche System fortsetzt. Viele berichten über ihre Symptome nach der Geburt zunächst nicht oder eher zögerlich in der Frauenarztpraxis. Weil die Sache so schambehaftet und erniedrigend ist, trauen sich selbst Mutige kaum, aufzubegehren. Die Verliererin fühlt sich klein. Die Geschädigten bräuchten nachhaltige Ermunterung, frei zu sprechen, doch die fehlt. Eher werden sie abgebügelt. Von einer solch schwachen Position aus fällt es schwer, auf mehr Diagnostik zu pochen, darauf zu bestehen, ernst genommen zu werden. Deshalb funktioniert das Abwiegeln, das Beruhigen, das Beschwichtigen so gut. Es sei unendlich demütigend, schrieb eine der Frauen, und schildert die Widerstände: »Bei mir ist es ja so, dass ich einen Prolaps uteri (Gebärmuttersenkung) habe ... sprich, mein Mumu (Muttermund) schaute im Stehen aus mir raus. Ich musste allen Ernstes Fotos davon machen und die meinem Arzt um die Ohren werfen, weil er immer sagte, ich hätte keine Senkung und dass das alles nicht sein kann ...«

Fachgesellschaften erkennen das Problem an, aber ...

Beckenbodenschäden sind so real wie häufig: Deshalb entstehen schließlich immer mehr Beckenbodenzentren für geschädigte Frauen, deshalb gibt es die **AGUB**, die **A**rbeits**g**emeinschaft **U**rogynäkologie und **B**eckenbodenrekonstruktion, als eigene Sektion innerhalb der Fachgesellschaft der Deutschen

Gesellschaft für Gynäkologie und Geburtshilfe (DGGG). Deshalb gibt es nicht zuletzt Physiotherapeutinnen und Physiotherapeuten, die sich eigens für solche Therapien haben ausbilden lassen (https://www.ag-ggup.de/therapeutenliste/therapeutenliste-beckenboden/).

Warum, so fragen sich viele Geschädigte, haben wir vor der Geburt nie etwas über Beckenbodenschäden gehört? Und warum werden wir jetzt nicht ernst genommen? Beides hängt miteinander zusammen. Viele Frauenärztinnen und -ärzte, ebenso die Hebammen, wissen nur ungenügend über Beckenbodenschäden Bescheid. Das war früher kein Lerninhalt im Studium, es ist immer noch kein Topthema der Gynäkologie und keines in der Hebammenausbildung. Betroffenen, die das wissen, gelingt es eher, Motive und Unzulänglichkeiten bei der Versorgung zu begreifen, abzuschätzen, wo die besten Ratschläge zu holen sind, wer die wirklich guten Therapien anzubieten hat und nicht zuletzt: wem man trauen kann. Und nur wer das System durchschaut, bringt als Geschädigte, als jemand, die sich »klein« fühlt, den Mut und das Durchhaltevermögen auf, die Praxis oder die Klinik zu wechseln, weil dort absehbar keine Hilfe zu erwarten sein wird.

... das Wissen über Beckenbodenschäden ist noch nicht im Kreißsaal angekommen

Öffentlich über Beckenbodenschäden zu sprechen, ist im Grunde ein Angriff auf das Selbstverständnis der Geburtshilfe. Hieße das doch einzuräumen, wie viel körperlicher Schaden manchen Schwangeren im Verlauf einer natürlichen Geburt droht, wenn erkennbare Risiken unbeachtet bleiben.

Das steht zwar mittlerweile zur Genüge in medizinischen Fachzeitschriften, wird jedoch vielfach von denen verdrängt, die im Kreißsaal arbeiten. Für Geschädigte stellt es sich so dar, als stecken Verantwortliche den Kopf in den Sand und negieren die Beckenbodenschäden. Der Druck steigt jedoch. Zunehmend mehr Frauen drängen mit ihren Beschwerden und Nachfragen in die Praxen, wollen zu Beckenbodenspezialkliniken überwiesen werden, bitten ständig um Rezepte für Physiotherapie.

Die Berufe, die mit Geburten zu tun haben, sind jedoch im Zwiespalt zwischen Zurückhaltung und Aufklärung. Hebammen, Geburtshelferinnen und Geburtshelfer kennen Geburtsverletzungen, aber dieses Wissen weiterzugeben, davor schrecken viele zurück. Sie fürchten, das rufe Panik hervor. Aber das ist falsch. »Tearing is a reality and it is better to be informed« (dass es reißt, ist eine Tatsache, und es ist besser, darüber informiert zu sein) – so lautet eine der zentralen Aussagen von Frauen, die sich in einem Forschungsprojekt über Verletzungen des Darmschließmuskels am Anus während der Geburt äußerten.[2] Die Fachwelt selbst redet längst darüber, sie gibt den Problemen sogar Namen. Es gibt zum Beispiel in der Geburtshilfe den Ausdruck »offen wie ein Scheunentor« – für eine Frau, deren Genitalbereich nach einer Geburt weit auseinanderklafft. Nach meinem persönlichen Dafürhalten ist das eine widerwärtige Ausdrucksweise. Aber es gibt diese Redewendung. Es gibt sie, weil es etwas gibt, das als »Scheunentor« beschrieben wird. Dass damit unter Umständen ein schlimmes Schicksal besiegelt ist, genau das ist nicht jedem klar. Hier wird oft nicht weitergedacht als bis zur Kreißsaaltür. Wenn ich also die Klage höre, »die müssten das doch wissen«, so stimme ich zur Hälfte zu, denn diese Berufsgruppen haben die Schäden gewiss vor Augen. Sie sehen jedoch nicht, was dies für das weitere Leben einer Patientin **bedeutet.** Dies der Zunft beizubringen, wird noch dauern.

Die Verkennung der Risiken habe schließlich damit zu tun, »dass die Geburtshelfer und Hebammen die Frauen dann, wenn die Beeinträchtigungen offenbar wurden, meist nicht mehr als Patientinnen hatten«, erläuterte mir PD Dr. med. Kaven Baeßler, die Leiterin des Beckenbodenzentrums am Franziskus- und St. Joseph Krankenhaus in Berlin, als ich für einen Fachartikel recherchierte. In anderen Disziplinen der Medizin ist es üblich, die Langzeitfolgen ärztlichen Tuns zu evaluieren. Wer am Herzen eine neue Klappe einbaut, einen Tumor entfernt, Tabletten verschreibt, der muss fragen: Wie geht es dem Kranken mit der neuen Herzklappe nach fünf Jahren, ist der Tumor wirklich ganz entfernt, hat die Tablette Nebenwirkungen? Die Geburtshilfe tut das nicht. Denn andere Facharztgruppen als diejenigen, die die Zange bei der Geburt anwenden, operieren später die Frau, die dadurch verletzt wurde. Diese Frauen kehren weder in den Wochen nach der Geburt in den Kreißsaal zurück, noch stellen sie sich dort nach fünf Jahren vor und klagen über ihre Beschwerden. Im Kreißsaal kommt kein Feedback über Beckenbodenschäden an. Dort weiß man also weder, an wie vielen Frauen Schaden angerichtet worden ist, noch, wie gravierend im Einzelfall der Schaden war. Trotzdem beteuern diese Berufsgruppen: »Nichts heilt so gut wie der Beckenboden nach einer Geburt.« Ich weiß nicht, wer dieses Mantra erfunden hat – es tröstet allenfalls das Personal im Kreißsaal.

Fächerwirrwarr und Prestige

Es mangelt zudem an Fortbildung für die Profession. Als ich Ende 2018 im *Deutschen Ärzteblatt* einen Artikel mit dem Titel »Besser über Beckenbodenschäden nach vaginaler Geburt aufklären« veröffentlicht habe, waren die darin genannten Fakten vielen unbekannt.[3] Gynäkologinnen und Gynäkologen oder Frauenärztinnen und -ärzte haben eine mehrjährige Ausbildung. Sie füllen den Mutterpass vor der Geburt mit ellenlangen Befunden aus, aber nach der Geburt steht oft nur eine Zeile drin. Ein Großteil der Betroffenen hat den Eindruck, dass just für die Zeit nach der Geburt wenig Sensibilität und oft noch weniger Fachwissen vorhanden sind. Mitunter haben sich die Patientinnen aus Not und Verzweiflung in sozialen Medien und im Internet mehr Wissen angeeignet als ihr Gegenüber in der Frauenarztpraxis. »Ich fragte, ob ich vielleicht eine Levatoravulsion haben könnte. Da schaute mich meine Frauenärztin mit großen Augen an. Sie kannte den Ausdruck gar nicht«, schilderte mir eine Patientin so frustriert wie enttäuscht.

Hinzu kommt, dass viele der Beckenbodenspezialistinnen und -spezialisten aus ganz verschiedenen medizinischen Fachrichtungen kommen. Es gibt Urogynäkologinnen und -gynäkologen, die zunächst in Gynäkologie ausgebildet worden sind und sich danach auf Urogynäkologie spezialisiert haben. Manche, die Beckenbodenschäden therapieren und operieren, kommen jedoch aus der Urologie, einem völlig anderen Fach. Dort ist die Therapie von Prostatakrebs angesiedelt. Harnblasenprobleme gehören zwar ebenfalls zur Urologie, aber diese Fachgruppe hat keine Ahnung von Geburten. Gleiches gilt für die Proktologie oder Analchirurgie.

Das sind die für den Enddarm zuständigen Fächer. Hierzulande gibt es keine Fachrichtung, die für das, was »untenrum« bei einer Frau nach einer Geburt verletzt sein kann, eigentlich und ausschließlich zuständig wäre. Da ist die Medizin andernorts erheblich weiter. So etablieren sich vor allem in den USA, inzwischen auch in Großbritannien, Italien und Frankreich, exklusive Zentren für den Beckenboden, die »post partum«, unmittelbar nach einer Geburt, die verletzten Frauen betreuen.

Ein weiterer Umstand hat sich für die Fortschritte in der Beckenbodentherapie als Bremsklotz herausgestellt: Die Urogynäkologie zählt nämlich traditionell nicht zu den Spitzenfächern mit hohem Ansehen innerhalb der Frauenheilkunde. Es gibt nur wenige urogynäkologische Abteilungen an den Universitätskliniken, die die Forschung nennenswert vorangetrieben und neue Erkenntnisse zutage gefördert hätten. Anders ist das in der Brustkrebsforschung, für die viel Forschungsgeld von den profitorientierten Pharmakonzernen zur Verfügung steht. Bei der Behandlung von Krebspatientinnen ist mithin »viel mehr Prestige zu holen« als in der Urogynäkologie, wie es ein Oberarzt, der sich dennoch für die Beckenbodenforschung entschieden hatte, einmal ausdrückte.

Tricksen statt tasten

Wäre es denn wünschenswert, wenn die Urogynäkologie laut über Beckenbodenprobleme sprechen würde? Nein. Zwar gilt es überall sonst in der Medizin als erstrebenswert, keine Diagnose zu übersehen. In der Geburtshilfe ist es jedoch genau umgekehrt. Denn würde rigoros dokumentiert, wie viele Verletzungen eine Frau bei einer Geburt am Beckenboden davongetragen hat, würde dies dem Kreißsaal einer Klinik kein gutes Zeugnis ausstellen. Niemand hat folglich großes Interesse daran, alle Traumata lückenlos und penibel aufzulisten.

Eine der Mütter, die ich beraten habe, berichtete mir von ihren massiven Schmerzen, sie konnte ihren Stuhl nicht halten. Allerdings stand in ihrem Geburtsbericht, sie habe lediglich eine oberflächliche Verletzung erlitten – einen Dammriss Grad 1. Sie erzählte mir ausführlich von der Geburt und schilderte, wie lange sie genäht worden war. Das passte schlicht nicht zusammen. Ich bat sie, bei ihrer Krankenkasse nachzufragen. Daraufhin erfuhr die schwer geschädigte Frau, dass man die Versorgung eines Dammrisses Grad 4 statt Grad 1 (!) abgerechnet habe. Somit war die tief gehende Verletzung erkannt, aber nicht benannt worden. Es handelte sich um eine dreiste Lüge im Geburtsbericht.

Weil von den Schäden möglichst wenig Aufhebens gemacht werden soll, hört man ungern, wenn Mütter vielleicht schon auf der Wöchnerinnenstation ihre Beschwerden schildern. Es sollte eigentlich alle an der Versorgung Beteiligten aufhorchen lassen, wenn sie von solchen Symptomen erfahren. Nicht so in der Geburtshilfe. Wenn nicht gerade Wundheilungsstörungen die Frauen im Krankenhaus festhalten, streben die meisten mit ihrem Baby rasch nach Hause. So schaffen sich die Kliniken die Probleme zunächst vom Hals. Dabei konnte eine französische Untersuchung eindeutig zeigen, dass es zum Beispiel Frauen mit tief reichenden Dammrissen besser geht, wenn sie direkt nach der Geburt eigens über eine optimale Physiotherapie beraten werden.[4]

Mangelnde Fehlerkultur, gezieltes Framing

Es greift folglich eins ins andere zum Schaden der Patientinnen: Verletzungen erkennen können nur wenige, es erlernen nur wenige und – es wollen nur wenige. Das hat nicht zuletzt mit fehlender Fehlerkultur zu tun. Auch in der Chirurgie war es lange verpönt, chirurgische Fehler – das Liegenlassen von Tupfern im Bauch zum Beispiel – gnadenlos aufzudecken. Bis irgendwann die Stimmung kippte und die Meinungsführer forderten: »So geht es nicht weiter.« Plötzlich war es okay, von höchster Ebene abgesegnet, offen über Fehler zu sprechen, damit andere daraus lernen und sie vermeiden können.

In der Geburtshilfe ist es noch nicht so weit. So taucht zum Beispiel in einer Erfassung von mütterlichen Schäden während Schwangerschaft und Geburt aus 22 Ländern Europas über das EURO-PERISTAT-Projekt der Beckenboden nicht einmal auf.[5] Dies, obwohl die Studie sich explizit der Frage widmet, was den Müttern bei einer Geburt zustoßen kann. Das Verschweigen von Beckenbodenschäden in wissenschaftlichen Artikeln trägt so dazu bei, dass deren Bedeutung unterschätzt wird.

Dabei kann es nicht bleiben. Mit der selbstverständlichen Berufstätigkeit vieler Frauen, mit ihren Ansprüchen an ein modernes, emanzipiertes Frauenleben ist der Rückzug ins Private keine Lösung für Geschädigte. Wer als Lehrerin vor einer Klasse steht und ständig Winde lässt, muss etwas unternehmen. Die Betroffenen geben sich nicht mehr damit zufrieden, dass das, was ihnen widerfahren ist, nun ihr privates Problem sein soll. Das mussten seinerzeit die meisten so hinnehmen, den Austausch mit anderen verhinderte das Tabu. Entweder schämten sie sich, Freundinnen, Bekannte, Verwandte anzusprechen, oder diese selbst bekannten sich aus Schamgefühl nicht zu ihren Beschwerden – frau war allein mit ihrer Not. Jetzt geraten sie über soziale Medien an andere Betroffene und erfahren: »Ich bin nicht allein« und »Es war nicht meine Schuld«. Plötzlich erkennen Frauen, dass offenbar Fehler gemacht worden sind, ihr Schicksal vermutlich hätte vermieden werden können.

2

DER BECKENBODEN: VORHER – NACHHER

2.1 Halt für alle Fälle: Das Becken und sein Boden

»My vagina split.«
Keira Knightley

Keira Knightley hatte 2018 viel Kritik auf sich gezogen, als sie die Beschönigung der natürlichen Geburt anprangerte und mit dem Satz »My vagina split« plötzlich Schlagzeilen machte.[1] Gut, dass eine Celebrity das mal ausgesprochen hat. Tatsächlich kommen Scheidenrisse nicht selten vor – vorausgesetzt, es wird sorgfältig danach gefahndet, wie in der PO-PRACT-Studie (**P**elvic Fl**o**or in **Pr**egnancy **A**nd **C**hildbirth) in Schweden bei 644 Müttern nach ihrer ersten Geburt. Große vaginale Risse im oberen Scheidendrittel hatten 14 Prozent der Frauen zu beklagen, bei etwa genauso vielen (14,9 Prozent) blieb die Vagina unversehrt, die übrigen Einrisse (71,1 Prozent) waren unbedeutender.[2] Die Statistik verschont niemanden, auch Schauspielerinnen nicht. Wie kommt es zu solchen Verletzungen, welche Strukturen am weiblichen Beckenboden sind in Gefahr? Wer verstehen will, warum sich bei vielen Frauen »untenrum« nach einer Geburt nichts mehr so anfühlt wie früher, sollte den weiblichen Beckenboden kennenlernen.

Der Damm als Anker

Beginnen wir mit dem tiefsten Punkt des weiblichen Rumpfes. Er liegt zwischen dem Anus, dem Darmausgang zwischen den Pobacken, und der hinteren Begrenzung der Vagina, der Scheide (Abb. 1, 2). Das ist der Damm, das Perineum – ein ziemlich festes Stück aus Bindegewebe und Muskulatur –, dessen hoffentlich erhaltene Stabilität nach der Geburt durch eine Tastuntersuchung überprüft werden sollte. Stellt sich eine Frau aufrecht hin, zeigen die Ausgänge von Darm, Harnblase und Scheide keineswegs lotrecht nach unten. Schon die Scheide und der Anus sind in einem leicht schrägen Winkel nach vorn beziehungsweise hinten ausgerichtet (Abb. 4). Wir haben es also in der Tiefe des Beckens mit einer Art Trichter zu tun, nicht mit einer völlig flachen Ebene, wie der Ausdruck Becken-»Boden« vermuten ließe. Die »Ausgänge« befinden sich somit nicht in der Waagerechten. Deshalb streben Organe wie der Darm oder die Blase nicht lotrecht nach unten, sobald der Halt im Beckenboden verloren geht, sondern sie drücken zur Mitte hin, zur Scheide.

Die sehnige Platte in der Mitte des Dammes dient den zahlreichen Muskeln des Beckenbodens als gemeinsamer Fixierpunkt. Dazu zählen nicht zuletzt kleinere Muskeln, die dabei helfen, das Gewebe bei sexueller Erregung anschwellen zu lassen. Der Damm ist deshalb das Zentrum, der Anker des Beckenbodens.

Die vordere Beckenbegrenzung, die alle gut tasten und fühlen können, ist die Symphyse, die die beiden Schambeinknochen miteinander verbindet. Einen weiteren Fixpunkt bildet hinten das Steißbein, der knöcherne Ausläufer der Wirbelsäule, darunter rechts und links die Sitzhöcker (Abb. 1). Umrundet wird das Ganze von der unteren Begrenzung der Beckenknochen. Damit durch diese ovale Knochenöffnung die Beckenorgane nicht herausfallen, gibt es die aus Bindegewebe und Muskeln zusammengesetzten Beckenbodenstrukturen. Sie sind als Stränge, als Platten (Faszien), fächerförmig oder in Schlingen miteinander verwoben. Zahlreiche Blutgefäße versorgen diese Gewebestrukturen mit Sauerstoff und Nährstoffen. Sie werden außerdem von Nerven durchzogen, die ihre Befehle an die Muskeln weitergeben, um dafür zu sorgen, dass die Ausgänge von Darm und Harnblase je nach Bedarf dicht halten oder sich öffnen. Die Nerven haben darüber hinaus die wichtige Aufgabe, Empfindungen an unser Gehirn zurückzumelden – das kann das Gefühl von Harn- oder Stuhldrang sein, das können Schmerzen sein oder Lustgefühle bei sexueller Erregung.

Was die Befestigung angeht, so stellt frau sich am besten eine Hängematte vor, die vorn an den Schambeinen und hinten am Steißbein aufgehängt ist (Abb. 2). Diese Hängematte ist zwar in mehreren Lagen verstrebt und seitlich an den Beckenknochen mehrfach befestigt. Entscheidend für das Verständnis von Beckenbodenschäden ist jedoch: Die Hauptaufhängung befindet sich vorn – rechts und links der Symphyse an den Schambeinen. Schwächelt die Hängematte, schwächelt das ganze Gefüge des Beckenbodens.

Von kleinen Muskeln und vielen Wollustkörperchen

Die Austrittspforten der Urogenital- und Darmorgane beginnen von vorn betrachtet mit der Mündung der Harnröhre für den Urinstrahl (Abb. 1, 2). Bis zu 2 Zentimeter dahinter befindet sich die vordere Grenze des Scheidenausganges und schließlich weitere 1,5 bis 3 Zentimeter von ihrer hinteren Begrenzung aus gemessen der Anus, dessen Schließmuskeln den Darm dicht halten. Das sind Durchschnittswerte, die Variabilität ist groß – vor allem bei Beckenbodenschäden verändern sich diese Messgrößen. Dennoch wird klar: »Da unten« liegt alles dicht nebeneinander (Abb. 3). Die Ausgänge mindern die Tragkraft des Beckenbodens, mit der Scheide haben Frauen daher im Vergleich zu Männern eine zusätzliche »Schwachstelle«.

Die Region heißt nicht ohne Grund Uro**genital**region und die Organe Uro**genital**organe. Die Genitalien und die Ausscheidungsorgane sind embryologisch, im Zuge der Entwicklung der Organe, aus gemeinsamen Ursprüngen hervorgegangen. Sie liegen anatomisch räumlich eng benachbart. Deshalb tragen außer Blase und Darm nicht zuletzt die Geschlechtsorgane Beckenbodenverletzungen davon. Die äußere genitale Zone heißt Vulva, dies ist die Region um den Scheideneingang, begrenzt von den kleinen und großen Vulvalippen, früher hießen sie Schamlippen (Abb. 1). Oben vor der Harnröhre liegt die Klitoriseichel als eines der Haupterregungszentren der Frau. Das ganze Klitorisorgan ist viel größer und erstreckt sich weit ins Innere des Beckenbodens, außerdem sind Muskeln und Schwellkörper in der Tiefe der Urogenitalregion von großer Bedeutung für ein erfülltes Sexleben (Abb. 10). Dass es auf jede Struktur ankommt, soll ein Beispiel erläutern. Einer der Muskeln des Beckenbodens ist der M. (Musculus) bulbospongiosus (Abb. 8). Dieser Muskel übt unter anderem Druck auf die Scheidenvorhofdrüsen aus, die rechts und links vom Scheidenausgang liegen und mit ihren winzigen Ausgängen in die Innenseite der kleinen Schamlippen münden. Sexuelle Erregung bedeutet Anschwellen, bedeutet Verengung des Scheideneinganges, bedeutet Feuchtwerden – unter anderem mithilfe dieser Drüsen. Der erwähnte Muskel wird bei manchen Dammschnitten bewusst durchtrennt – obwohl er für die Sexualität eine Rolle spielt. »Männer würden eine Durchtrennung strikt ablehnen«, schreibt dazu ein in der Geburtshilfe erfahrener Arzt, Prof. Dr. med. Wenderlein, in einem Leserbrief an das *Deutsche Ärzteblatt*.[3] Er rügt, dass dies bei Frauen immer noch kritiklos hingenommen würde.

Im Vorhofbereich der Scheide gibt es neben den erwähnten größeren Vorhofdrüsen oder Bartholin-Drüsen noch weitere kleine Drüsen, die beim Sex aktiv werden und für Befeuchtung sorgen. Hinzu kommen die zahlreichen paraurethralen Drüsen in der Umgebung der Harnröhre (Urethra), deren größte rechts und links als Skene-Drüsen bezeichnet werden. Deren Ausgänge münden variabel in die Harnröhre oder daneben nach außen (Abb. 9). Die gesamte Region – von der Klitoris vorn oben bis zum Anus hinten – ist somit eine einzige erogene Zone für die Frau. Sie ist intensiv mit Nerven bestückt, damit frau höchst empfindsam auf Berührung und andere Reize reagieren kann. Allein die Klitoris versammelt an ihrer Spitze zahllose Sinneszellen, die Genitalkörperchen, Wollustkörperchen oder G-Körperchen genannt werden, weil sie als Hauptsensoren der Lust gelten. Andere, die Vater-Pacini-Körperchen, sind für Vibration zuständig. Vibratoren als Sextoys sind zum Beispiel exakt auf jene Schwingungsfrequenzen abgestimmt, durch die diese Sinneszellen stimuliert werden. Wollustkörperchen reagieren vor allem auf Berührung und gleitenden Druck. An der weiblichen Klitoriseichel sitzen sie doppelt so dicht wie an der Penisspitze. Zusammen mit zahlreichen anderen Sinneszellen und Nervenendigungen sind es rund 8.000 an der Zahl. Da jedoch die Oberfläche der Klitoris so viel kleiner ist als die der Peniseichel, verleiht die ungleich höhere Dichte ihrer Besitzerin eine 50-fach höhere Empfindsamkeit, als Männer sie spüren. Deshalb verwundert es nicht, dass der Nerv, der von der Klitoris wegführt und all diese Eindrücke von dort ins Gehirn transportiert, drei- bis viermal so dick ist wie der entsprechende Nerv beim Mann. Er ist sogar so dick, dass diese ungewöhnliche Nervenmasse Genitalforscher immer wieder in Erstaunen versetzt hat. Aus diesem Grund ist die Klitoris einzigartig empfindlich und erregbar.[4]

Aber nicht allein dort verfügt eine Frau über Wollustkörperchen. Diese empfindlichen Sensoren finden sich – in jeweils individuellem Dichtemuster – zusammen mit den vibrationsempfindlichen Vater-Pacini-Körperchen überall verteilt über die erogene Zone des Beckenbodens, beispielsweise in der Vulva um den Scheidenvorhof, hinten an der Scheidenmitte, wo diese in den Damm übergeht, sie umgeben den Austritt der Harnröhre, es gibt sie nicht zuletzt in der Analzone. Alles, was von diesen Lustantennen empfangen wird, mündet über Nerven, die sich zu Geflechten bündeln, schließlich über die dickeren Verzweigungen des Beckenbodennervs – Nervus pudendus oder N. pudendus – in das Rückenmark. Über ihn gelangt Lust ins Gehirn. Verletzungen, Vernarbungen oder Druckschäden in dieser Uro**genital**region können mithin das einzigartige und sonst nirgends in dieser Intensität vorhandene Erregungssystem empfindlich stören. Das Wissen um die üppige erogene Ausstattung des weiblichen Beckenbodens ist indes nicht weitverbreitet, selbst in der Medizin nicht. Interessanterweise kommen Wollustkörperchen nicht einmal in allen Anatomiebüchern für die Studierenden der Medizin vor.

Levator ani, der König der Beckenbodenmuskeln

Der Beckenboden ist Schicht für Schicht gesichert. Nach unten außen dichtet das Diaphragma urogenitale ab. Dessen Muskeln lassen sich willkürlich anspannen, etwa beim Beckenbodentraining. Wer die Urogenitalregion mit dem Spiegel von außen inspiziert, kann am Damm eine Art Ministrang entdecken, intensiver gefärbt als die übrige Haut und wie eine Naht zwischen Anus und dem hinteren Scheidenausgang imponierend. Diese Raphe perinei oder Dammnaht markiert die Mittellinie des darüberliegenden Dammgewebes, der zentralen Festung des Beckenbodens (Abb. 1). Ist sie nach einer Seite hin verzogen, deutet dies auf einseitig abgerissene Muskeln im Innern hin.

Auf die äußerste Beckenbodenschicht folgt nach innen das Diaphragma pelvis, das sich wie ein Trichter nach unten verjüngt. Es besteht hauptsächlich aus dem Musculus levator ani, der auch als Afterhebemuskel bezeichnet wird. Am gebräuchlichsten sind die Ausdrücke Levator oder Levator ani. Ihm kommt für die Integrität des Beckenbodens eine absolute Schlüsselposition zu. Vergleichbar mit einer Hängematte spannen sich die Muskelfasern des Levator ani von vorn an der Symphyse bis nach hinten zum Steißbein (Abb. 2). Einige Anteile sind noch seitlich am Becken befestigt. Ausläufer ziehen außerdem in die Wand der Scheide, einige Levatormuskelzüge sind zusätzlich am Aufbau des äußeren Darmschließmuskels beteiligt. Am Levator »hängt« sprichwörtlich und konkret der Beckenboden.

Ein Abriss eines der beiden Levatormuskelzüge am Schambein heißt Avulsion, ist einer der Levatormuskelzüge nur teilweise abgerissen, heißt es Teilavulsion – eine Diagnose, die viele Frauenärztinnen und -ärzte nicht kennen. Letztlich handelt es sich bei einer Avulsion um einen Muskelabriss, wie er bei schwerwiegenden Sportverletzungen vorkommt. In vielen Studien ist die Bedeutung einer Levatoravulsion für das Schicksal des Beckenbodens im weiteren Leben untersucht worden. Das Beckenbodentraining hilft in solchen Fällen wenig, da den Muskelzügen die Verspannung fehlt. Muskeln werden durch Anspannen und Loslassen trainiert – wozu ein Muskel Widerstand braucht. Er muss zum Beispiel wie der Bizeps zwischen Schulter und Unterarmknochen fixiert sein, um diese beiden Pole einander anzunähern und damit den Arm zu beugen. Ist der Bizeps am Unterarm abgerissen, fehlt das Widerlager – der Unterarm lässt sich nicht mehr mit dem Muskel heranziehen, nicht mehr beugen. Im Beckenboden ist das so, als hinge auf einer Seite ein Teil der Hängematte herunter, das Ganze kippelt nach einer Seite. Beckenbodentraining wirkt dann lediglich einseitig, die Gegenseite bleibt schlaff. Wer das nicht weiß oder nicht richtig angeleitet wird, übt sich eher in eine Asymmetrie hinein: Nur eine Seite wird krass auftrainiert. Das erst lässt verstehen, warum es unsinnig ist, diese Frauen zu intensiverem Beckenbodentraining zu motivieren oder ihnen gar mit der beliebten Frage »Üben Sie wirklich fleißig?« ein schlechtes Gewissen zu machen.

Warum wir unten dicht sind

Zwar unterstützen einige Muskeln des Beckenbodens die Abdichtung des Darmausganges und helfen so zu verhindern, dass weder Wind noch flüssiger oder fester Stuhl entweichen, selbst bei dringendem Bedürfnis. Aber die wichtigsten sind die Schließmuskeln (Abb. 8). Der innere Darmschließmuskel,

M. sphincter ani internus, verläuft ringförmig, umfasst den Analkanal oder Anus und zieht sich dort wie ein Haargummi zusammen. Er funktioniert automatisch und reflexhaft, unterliegt nicht dem Willen. Ein Riss zerstört den Ring unwiederbringlich. Der äußere Darmschließmuskel, der M. sphincter ani externus, umfasst den inneren schleifenförmig, ihn kann man willentlich steuern und zusammenkneifen. Die Ausläufer sind vorn zur Scheide hin am Damm befestigt, hinten sorgt ein festes Band für die Fixierung am Steißbein. Wer sich diese komplizierte Architektonik vor Augen führt, versteht, warum sich nach Verletzungen der Darmschließmuskeln der Darm nur selten wieder optimal abdichten lässt. Wer von außen auf die drei Öffnungen im weiblichen Beckenboden blickt, erkennt, dass nur wenige Zentimeter die hintere Begrenzung der Scheide vom Anus trennen, der Damm ist kurz (Abb. 1). Dammrisse erreichen nach dieser Minidistanz als Erstes den äußeren Schließmuskel, danach den inneren. Schließmuskelschäden ziehen nicht selten eine Stuhlinkontinenz nach sich.

Im innersten Bereich der Beckenbodenschichten liegen all jene Bindegewebsstrukturen (Bänder, Faszien), die die Gebärmutter, die Scheide, die Harnblase und den Darm aufhängen, fixieren oder gegeneinander abgrenzen (Abb. 3). Da bei Senkungsbeschwerden die Organe an diesen Aufhängungen ziehen und zerren, verursacht dies Schmerzen im Unterleib, aber auch Rückenschmerzen. Zum Teil werden die Patientinnen lange vergeblich von Orthopäden behandelt. Das erklärt überdies, warum Frauen mit Organsenkungen nach Geburten mitunter zwar intakte, gesunde Organe – diese sind schließlich weder entzündet noch verletzt –, aber dennoch Schmerzen haben.

Wo das Baby hindurch- und vorbeimuss

Wer sich verdeutlicht, wie regelrecht eingezwängt die Scheide zwischen Harnblase und Enddarm liegt, begreift, dass die Dehnung unter der Geburt nicht bei der Scheide haltmacht (Abb. 4).

Die Scheide ist als rund acht bis zehn Zentimeter langer Muskelschlauch zwar elastisch, jedoch nicht unendlich dehnbar. Viele Senkungsbeschwerden spielen sich vor oder hinter der Scheide ab, wenn Blase oder Darm von außen die Scheidenwand eindrücken und so als Fremdkörper zu spüren sind. In der Scheide selbst ragt der Ausgang der Gebärmutter nach innen in die Scheide hinein. Das ist der Gebärmutterhals, dessen Ende die Öffnung des Muttermundes bildet. Gebärmutterhals und Scheide bilden den Geburtskanal, durch den das Baby bei der Geburt herausgepresst wird – von dem starken Muskel Gebärmutter (Uterus). Denn genau dies ist sie, ein ovaler Muskel, der mithilfe starker Kontraktionen – das sind die Wehen – das Kind hinausdrückt.

Der Beckenboden von Frauen hat mehr auszuhalten als der von Männern. Erstens bedeutet die Scheide als dritte Öffnung eine zusätzliche Schwachstelle. Zweitens addiert sich die Belastung durch Schwangerschaft hinzu. Drittens stellt – anerkanntermaßen – die natürliche Geburt die bei Weitem größte Herausforderung für den Beckenboden dar. Frauen haben im Vergleich zu Männern ein Vielfaches an Inkontinenz- und Senkungsbeschwerden zu beklagen. Die überwiegende Mehrzahl der Frauen trägt nach einer natürlichen Geburt irgendeine Verletzung des Beckenbodens davon – vielfach minimal, harmlos und rasch heilend. Ein Teil der Wöchnerinnen braucht jedoch mehr als nur Tage, vielmehr eher Wochen (mitunter

Monate) zur Erholung. Jede Vorbeugung von Beckenbodenschäden beginnt mit dieser ehrlichen Erkenntnis.

Ein Who's who der Beckenbodenschäden

Harnverlust, Atemnot oder Schmerzen sind **Symptome,** durch sie fühlt sich eine Patientin beeinträchtigt. Ein Muskelriss jedoch oder ein Dammschnitt sind **Verletzungen oder Schäden,** sie sind die Ursache für Symptome, zum Beispiel für Schmerzen.

Nicht jede Verletzung macht Symptome, sie bleibt vielleicht für immer »symptomlos«. Und nicht jede Verletzung, die zunächst Sorgen bereitet, ist problematisch. Ein oberflächlicher, aber brennend schmerzender Riss heilt meist folgenlos ab und macht nie wieder Beschwerden. Umgekehrt könnte ein Teilabriss des Levators sich zunächst kaum bemerkbar machen. Er bleibt jedoch eine Schwachstelle, die vielleicht erst Jahre nach der Geburt symptomatisch wird und in einen Gebärmuttervorfall mündet. Schmerzintensität und Beschwerdegrad sind nach einer Geburt folglich kein verlässlicher Gradmesser dafür, wie stark eine Frau betroffen ist, sie muss sorgfältig untersucht werden. Jedem Symptom nach der Geburt muss nachgegangen werden – abwimmeln ist unprofessionell und nicht akzeptabel!

Unter den **Muskel- und Bindegewebsrissen** sind vor allem die **Levatoravulsion** und **Dammrisse** bedeutsam. **Nervenschäden** entstehen meist aufgrund von Überdehnung und zu langem Druck unter der Geburt, vor allem der Pudendusnerv ist gefährdet. Und schließlich gibt es **Mikrotraumata:** winzige Verletzungen, die nur versierte Untersucher im Ultraschallbild darstellen können. Sie sind häufig ein Grund, warum Frauen erst Jahre später Senkungsbeschwerden entwickeln.

Schäden und Verletzungen entstehen nicht allein infolge von Überdehnung und Muskelrissen. Wenn das Baby, vor allem der Kopf, zu lange Druck auf den Beckenboden ausübt, wird die Sauerstoffzufuhr länger eingeschränkt. In solch einem Sauerstoffmangel (Hypoxie) reißen Muskeln eher, weil sie die Dehnung noch schlechter aushalten. Und der Sauerstoffmangel schädigt zusätzlich und unmittelbar, weil Zellen absterben, wenn sie zu lange unterversorgt sind. Was das heißt, kennt jeder vom Kribbeln, wenn man zu lange die Beine übereinanderschlägt. Das drückt einen Beinnerv ab, das Kribbeln ist sein Hilferuf, wir entlasten, der Druck lässt nach, das Kribbeln auch. Allzu lange dauernde, sogenannte protrahierte Geburten bergen infolgedessen die Gefahr, dass Nerven beschädigt werden.

Bei der Geburt stellt sich im optimalen Fall der Kopf des Kindes nach unten, so wird er als Erstes durch den Ausgang der Gebärmutter über die Scheide nach außen gepresst. Schon wenn der Kopf nach hinten geknickt ist oder das Baby nicht mit dem Kopf, sondern mit dem Po zuerst herauswill, vergrößert dies den Durchmesser der kindlichen Körperteile gewaltig. Je größer das Kind, je dicker sein Kopf, je weniger ideal die Lage des Kindes, desto mehr müssen sich die Geburtswege und der Ausgang im Dammbereich aufdehnen, desto länger dauert es, bis das Kind endlich herauskommt, desto eher reißen Muskeln, desto größer wird dadurch der Druck auf Nerven und Gefäße, desto mehr Schaden entsteht. Wer sich eine ordentliche Pampelmuse oder kleine Melone vorstellt, bekommt eine erste

Ahnung davon, dass sich die Scheide um das Vierfache oder sogar mehr aufdehnen muss. Das ist in manchen Fällen für die Muskeln und Bindegewebsstrukturen zu viel. Stets muss frau dabei im Hinterkopf haben: Junges Gewebe übersteht Druck und Dehnung eher schadlos als altes, größere Kinder beanspruchen mehr Platz als kleinere. Manche Frauen sind per se elastischer als andere, so wie manche Schwangerschaftsstreifen bekommen, andere nicht.

Wie oft welche Strukturen zu Schaden kommen – ein Überblick

Wie quantifizieren Ärztinnen und Ärzte Beckenbodenschäden? Ganz unterschiedlich. Denn die einen befragen, die anderen untersuchen, einige oberflächlich, manche rigoros, mit Ultraschall oder ohne. Daher variieren Studienergebnisse. Schweizer Forschende beziffern es in einem Expertenbrief:[5] Eine Levatoravulsion komme nach spontaner vaginaler Geburt bei 6 bis 16 Prozent vor. Wurde eine Saugglocke zu Hilfe genommen, sind es schon 9 bis 35 Prozent, bei Zangengeburten gar 35 bis 63 Prozent. Die Häufigkeit von Verletzungen der Darmschließmuskeln wird bei tief gehenden Dammrissen mit 1 bis 11 Prozent angegeben, wobei die verborgenen, unbemerkten Defekte mit weiteren 10 bis 35 Prozent zu Buche schlagen. Insgesamt geht man von 80 bis 90 Prozent oberflächlicher, leichter Dammrisse bei natürlichen Geburten aus, von denen die große Mehrzahl unproblematisch ist. Zu den Nervenverletzungen macht dieser Expertenbrief keine Häufigkeitsangaben, weil dies besondere Diagnosefertigkeiten und -geräte erfordert. Mikrotraumata werden in einer australischen Ultraschallstudie auf 7 Prozent beziffert.

Diese Zahlen seien als Anhaltspunkte genannt, weil mir viele Frauen in Gesprächen berichten, dass bei ihnen »nichts gefunden« worden sei, die Ärztinnen und Ärzte hätten »nichts sehen können«, trotz ihrer Beschwerden. Vermutlich würden viel mehr Befunde erhoben, die zu den Beschwerden passen, wenn sorgsam zugehört und untersucht würde. Es besteht jedoch kein Zweifel, dass unmittelbar nach einer Geburt viele Frauen real geschädigt sind, die genannten Zahlen sind wissenschaftlich belegt. Die Verletzungen lassen sich objektiv nachweisen von denen, die dafür geschult und mit Diagnosegeräten ausgestattet sind. Als Bestätigung möchte ich das Team um Hans-Peter Dietz zitieren, den ich 2019 zur Recherche über Beckenbodenschäden aufgesucht habe. Diese Forschergruppe beantwortet in einer Studie die Frage »Bemerken Frauen ihr Beckenbodentrauma nach einer natürlichen Geburt?« mit einem klaren »Ja«: Die Frauen merken es, selbst wenn ihnen das untalentierte Untersucherinnen und Untersucher absprechen.[6] Prof. Dr. med. Hans-Peter Dietz war von 2004 bis 2021 an der University of Sydney als Professor der Frauenheilkunde tätig und ist ein international anerkannter Experte in Urogynäkologie, der sich seit vielen Jahren für die Verbesserung der Bildgebung zur Diagnostik von Beckenbodenschäden einsetzt. So hat er den 4-D-Ultraschall für Beckenbodenschäden entwickelt, der inzwischen internationaler Standard ist. In der International Urogynecology Association ist Dietz Direktor des Pelvic Floor Imaging Online Course – hier lernt der Nachwuchs, Bilder vom Beckenboden richtig zu deuten. Er hat mit seinen Forscherteams nicht nur zahlreiche Arbeiten über Beckenbodenschäden publiziert. Er setzt sich zudem seit Langem aktiv dafür ein, dass diese Schäden nach einer Geburt zwingend eingehend untersucht werden, um den Betroffenen möglichst klare Hinweise für Therapien und vorbeugende Maßnahmen geben zu können. Er ist zudem der Ansicht, dass Schwangere zu diesem Thema vor der Geburt umfassend aufgeklärt werden sollten.

Levatoravulsion

Die in Beckenbodenforscherkreisen ebenfalls weltbekannte Arbeitsgruppe von John O. L. DeLancey hat bereits vor zehn Jahren dargestellt, welchem Stress die Muskeln unter der Geburt ausgesetzt sind. Selbst bei einer Frau, die bereits geboren hatte – die folglich schon vorgedehnt war –, betrug die unter der Geburt erstmals live mithilfe einer Magnetresonanztomografie (MRT) gemessene Dehnung des Levatormuskels noch 250 Prozent.[7] Dies bei einem männlichen Säugling, der mit geringem Körpergewicht von 2.585 Gramm und einem Kopfumfang von nur 33,5 Zentimetern den Beckenboden seiner Mutter nur minimal stresste. Professor DeLancey beschäftigt in seinem Team an der Universität in Ann Arbor im US-Bundesstaat Michigan spezialisierte Bioingenieure, die die Krafteinwirkung unter einer Geburt nahezu perfekt simulieren. Teile des Levators, die sich um die Scheide schlingen, müssen sich unter der Geburt um das 3,26-Fache dehnen.[8] Muskeln halten allenfalls eine Dehnung um das Anderthalbfache aus, ohne zu reißen. Zwar helfen Hormone wie Relaxin dabei, Beckenbodenmuskeln unter der Geburt schadlos dehnbarer zu machen. Daher geht es bei vielen Frauen gut. Bei etlichen – den genannten 6 bis 16 Prozent – genügt das aber nicht, der Levator hält der massiven Überdehnung nicht stand.

Dammrisse

Damm ist so ein Wort, das unwillkürlich die Vorstellung von etwas hervorruft, das standhält, etwa ein Damm gegen Fluten. Dammbruch bezeichnet im übertragenen Sinne eine Schwachstelle, die alles Ungewollte eindringen lässt. Ein schwer verletzter Damm ist im Grunde kein Damm mehr. Dammrisse teilt man in vier Grade ein:

Grad 1: Oberflächliche Verletzung der Scheidenschleimhaut und der Haut am hinteren Ende der Scheide

Grad 2: Zusätzliche Verletzung oberflächlicher Muskeln zwischen Scheide und Anus; die Schließmuskeln sind noch verschont

Grad 3: Verletzung des äußeren und inneren Darmschließmuskels

Grad 4: Zusätzliche Verletzung der Darmschleimhaut innen im Analkanal

Die Unterscheidung ist wichtig, denn Dammrisse Grad 3 und 4 erhalten das Attribut »höhergradig«, weil sie gravierendere Folgen haben. Höhergradige Dammrisse heißen inzwischen überall OASIS – **O**bstetric **A**nal **S**phincter **I**njuries: ein wichtiger Begriff, der hier im Buch immer wieder vorkommen wird. Sie machen sich in einer Krankenhausstatistik nicht gut, denn je mehr OASIS dokumentiert werden, desto schlechter steht die geburtshilfliche Abteilung da. Das verleitet nicht gerade, sie ehrlich offenzulegen. Man behalf sich lange

Zeit mit einem Trick: Im Geburtsbericht stand, es handele sich um einen Dammriss Grad 2 bis 3.

Warum ist das von Bedeutung? Die Versorgung von Dammrissen gelingt umso besser, je genauer ihr tatsächliches Ausmaß beschrieben wird und je exakter die verletzten Muskeln genäht werden. Je mehr verheimlicht wird, desto eher steht zu befürchten, dass nicht der volle Schadensumfang entdeckt wird. OASIS verursachen unmittelbar nach der Geburt intensivere Schmerzen. Supermodel Chrissy Teigen bekannte dies öffentlich in einem Tweet, nachdem sie eine vaginale Geburt mit und eine ohne OASIS vergleichen konnte: »I can confirm postpartum life is 90 % better when you don't rip to your butthole«, schrieb sie auf Twitter – nicht ohne für Entsetzen zu sorgen.[9] Mitglieder der Facebook-Gruppe »4th degree tear group« ließen die Leser mit ihren Beiträgen zu diesem Tweet schaudern. Teigens Ehrlichkeit ist bewundernswert, sie ermuntert viele, über solche Schäden zu sprechen, damit andere davor bewahrt werden können.

Nervenschäden

Nervenschäden sind nicht so offensichtlich wie Dammrisse und lassen sich nur mit speziellen Untersuchungen – beispielsweise mit der Messung der Nervenleitgeschwindigkeit oder besonderen Bildgebungsverfahren – nachweisen. Das hat zur Folge, dass frau dafür Spezialabteilungen aufsuchen muss und der Zusammenhang zwischen Nervenschäden und einer Geburt noch unzureichend erforscht ist. Wiederum war es die Arbeitsgruppe von DeLancey, die zeigen konnte, dass vor allem jene Nervenäste des Pudendusnervs um 35 Prozent unter der Geburt gedehnt werden, die bis zum Darm reichen und dort zu den Schließmuskeln ziehen.[10] Bei 16 Prozent der Frauen sei daher nach einer natürlichen Geburt vorübergehend die Nervenleitgeschwindigkeit verlängert, bei einem Drittel davon soll dies anhalten – also müssten gut 5 Prozent der Frauen mit bleibenden Nervenschäden nach einer Geburt rechnen.

Zu welchen Beschwerden es in der Folge kommt, ist erst in Ansätzen beschrieben. So kann der N. pudendus zum Beispiel das Wasserlassen ganz unterschiedlich beeinflussen. Einerseits können geburtsbedingte Störungen mit einem häufigen Drang verbunden sein, die Toilette aufsuchen zu müssen. Andererseits werden Pudendusschäden unter der Geburt für Störungen bei der Entleerung der Blase mitverantwortlich gemacht. Manche Frauen – das kommt ganz selten vor – benötigen nach der Geburt über Wochen einen Minischlauch oder Katheter zum Leeren der Blase, bis diese Reflexe wieder funktionieren. Noch schlechter erforscht, aber plausibel, sind Effekte auf das Empfindungsvermögen und auf die Sexualität. Schließlich ist der N. pudendus für die Weiterleitung der Berührungs- und Vibrationsempfindung aus der Genitalzone ans Gehirn zuständig.

Zum Gebären geboren?

Angesichts der Zerrkräfte, denen der Beckenboden unter einer Geburt standhalten muss, fragen viele: Wie kann das überhaupt gesund überstanden werden? In der Geburtsvorbereitung ist lapidar zu hören, Frauen seien schließlich zum

Gebären gemacht, Hormone sorgten während Schwangerschaft und Geburt dafür, dass die Strukturen dehnbarer, das Gewebe weicher werde. Das ist richtig. Zudem verschieben sich die lockeren Knochenplatten am Köpfchen des Babys gegeneinander. Dieses »molding«, die Konfiguration unter der Geburt, entlastet den Beckenboden der Mutter erheblich. Aber – nicht jedes Kind steht mit dem Köpfchen so günstig, dass es sich optimal klein machen kann. Manche Kinder sind zu schwer, haben einen zu großen Kopf, da nützen diese Tricks der Natur nicht mehr viel. Nicht alle Schwangeren sind jung genug, dass ihre Hormone sie hinreichend dehnbar machen.

Forschende der Universität Wien um Prof. Dr. Philipp Mitteröcker vom Department für Theoretische Biologie gingen der Frage nach, welche Folgen widerstreitende evolutionäre Faktoren für das Geburtsgeschehen haben.[11] »Wir wissen einerseits, dass größere Feten bessere Überlebenschancen haben«, erläuterte mir der Biologe bei einer Recherche. Wird das Kind jedoch zu groß für das Becken der Mutter, mindert dies den Fortpflanzungserfolg. »Andererseits ist beim Menschen die Beckenapertur (Öffnung) der Mutter begrenzt, denn ein weit offenes Becken begünstigt Organvorfall und hat andere Nachteile«, so Mitteröcker. Zwangsläufig muss die Natur in Sachen aufrechter Gang, Beckenbodenöffnung und Geburtsanforderungen Kompromisse schließen. Es gab immer schon einen gewissen Anteil an Schwangeren, bei denen der Fötus für das eher schmale Becken der menschlichen Spezies eigentlich zu groß war. Das nennt sich feto-pelvine Disproportion, und das Ausmaß dieses Missverhältnisses wird auf 1,5 bis 8 Prozent aller Geburten beziffert. So erklärt sich, warum durchaus einige Prozent der Schwangeren von vorneherein keine Champions für eine unproblematische Geburt sind.

2.2 After-Baby-Body und After-Baby-Beckenboden

»Die positive Bewertung der Pessartherapie in der Literatur der letzten Jahre steht in krassem Gegensatz zu der Anschauung vieler Frauenärzte in Deutschland.«
Dr. med. R. Lange[1]

Die meisten Frauen spüren sehr früh, wenn sie unter der Geburt schwere Verletzungen erlitten haben. Von der Fachwelt wird das Ausmaß der Schäden oft unterschätzt, obwohl der Anblick zwischen den Beinen von manchen als »Schlachtfeld« bezeichnet wird. Ein brutaler Ausdruck, aber er beschreibt, wie desaströs es sein kann. Die kritische Hebamme Peggy Seehafer plädiert in ihren Artikeln kompromisslos für sorgfältiges Untersuchen, um den Schweregrad der Dammrisse einschätzen zu können. Dazu brauche eine Hebamme erst einmal genügend Licht und nicht nur eine Stirnlampe im schummrigen Dämmerdunkel eines gemütlichen Kreißsaales. Vor allem müsse immer rektal untersucht werden, also am Anus geprüft werden, ob der Darmverschluss intakt sei.[2] Seehafer formuliert es so: »Auch bei einer unverletzten äußeren Hautschicht ist eine genaue Diagnostik unerlässlich.« Sie fordert, unverzüglich andere Fachkräfte heranzuziehen, wenn nur der leiseste Zweifel bestehe, dass die Risse tiefer gingen. Zu Recht: In einer Studie aus Irland hatte jede fünfte Frau mit einem als geringgradig dokumentierten Dammriss dennoch einen Defekt im inneren Schließmuskel.[3]

»Jeder, wie er kann« – soll das etwa genügen?

In den Geburtskliniken herrscht Methodenwildwuchs. Es gibt nur die praktische Anleitung, Anfänger üben direkt an der Frau nach der Geburt, eine Art Learning by Doing. Frau Seehafer schreibt es so:[4] »Jeder näht, wie er kann. Und jeder lehrt, wie er selbst näht.« Sprich: Es gibt keine verbindlichen Standards für die Versorgung nach einer natürlichen Geburt. Die Ergebnisse seien manchmal unbefriedigend, so das Fazit. Oft würden unerfahrene Ärztinnen und Ärzte ohne Facharzttitel zum Nähen in den Kreißsaal geschickt, ohne Supervision. Die würden bevorzugt den Hebammen die Schuld geben und sich missmutig äußern, wenn sie beim Anblick eines zerstörten Beckenbodens merken, dass sie damit überfordert sind, die Risse optimal zusammenzunähen. Das legt die Defizite schonungslos offen. Erst 2020 stellte man in einem Krankenhaus im französischen Poitiers nach einer Analyse von gut 401 Dammnähten fest, dass Hebammen in 70 Prozent der Fälle, Ärztinnen und Ärzte in 64 Prozent der Fälle mehr Übung benötigten.[5] Eine trostlose Bilanz. »Besseres Training wäre wünschenswert« heißt es in einer ähnlichen holländischen Studie, die den im Kreißsaal Arbeitenden mangelnde Erfahrung plus mangelndes Problembewusstsein attestiert.[6]

Den Pflichtenkatalog für den Kreißsaal legt seit 2020 eine neue Leitlinie zur Versorgung von Dammrissen fest.[7] Wer sich beim Tasten nicht sicher ist, ob die Schließmuskulatur verletzt wurde, muss jemanden mit Erfahrung hinzuziehen. Anders als früher ist es nicht mehr erlaubt, vage Grad 2 bis 3 anzugeben.

Das geschah in der Vergangenheit häufiger, weil so niemand einräumen musste, dass der Darmschließmuskel definitiv verletzt war. Es war eine Art Drückeberger-Kompromiss. Jetzt muss immer der höhere Grad dokumentiert werden. Wer also bemerkt, dass der Schließmuskel verletzt ist und dennoch Grad 2 in den Geburtsbericht schreibt, um die Statistik zu schönen, der betrügt. Daraus folgt: Jede Frau sollte im Geburtsvorbereitungsgespräch festhalten, dass sie auf einer Tastuntersuchung ihres Schließmuskels nach der Geburt besteht, egal was wer zu sehen meint. Wer den Stuhl nicht halten kann, sollte weitere Untersuchungen einfordern.

Hierzulande näht meist das medizinische Personal, bei komplexen Schäden sind trotzdem viele überfordert. Zwar gibt es »Nahtkurse« zur Versorgung von höhergradigen Dammrissen, hier lernen die Ungeübten, gerissene Darmschließmuskeln von Schweinen zusammenzunähen. Daran sind jedoch längst nicht alle interessiert. So kommt es, dass etwa jede achte Frau berichtet, dass das Nähen und Versorgen ihrer Dammverletzungen zu den traumatischsten Erinnerungen nach einer natürlichen Geburt gehört.[8]

Wieder zu Hause und »sekundär« verheilt

Die meisten Frauen hören den Ausdruck »Narbendamm« oder »Damminsuffizienz« erst, wenn sie bereits daran leiden. Nach der Geburt sind viele Mütter tolerant und halten oft über Tage und Wochen die überaus schmerzhafte Wundheilung aus. Tapferkeit ist aber fehl am Platz. Dauert dieser Zustand ohne Besserung über Wochen an, deutet dies auf Wundheilungsstörungen hin. »Sekundäre Heilungsverläufe« seien nicht selten, heißt es in Fachartikeln.[9] In verständliche Sprache übersetzt bedeutet dies, dass die Naht aufgemacht und neu genäht werden muss, wenn Verletzungen nicht erwartungsgemäß heilen. So viel zu der Beschwichtigung, nichts heile so gut wie der Beckenboden nach der Geburt. Die unbefriedigenden Resultate hinterlassen einen vernarbten »Narbendamm«, der eine erhebliche Schwachstelle darstellt – eine »Damminsuffizienz«. Der »Anker des Beckenbodens« hält nicht mehr.

Zu solchen Damminsuffizienzen zählt ein offener Introitus, das ist, wenn der Scheideneingang so weit klafft, dass sich tief hineinsehen lässt, daher der Ausdruck vom »offenen Scheunentor«. Manche bemerken Luft in der Scheide, die beim Entweichen unangenehme Geräusche macht. Andere klagen über äußere Narben, die beim Intimverkehr schmerzen. Sie lassen sich mit Narbenölen, Hormonsalben oder durch Einspritzen eines lokalen Betäubungsmittels (Neuraltherapie) behandeln. Ist nur noch Haut am Damm übrig ohne tragfähiges Bindegewebe oder Muskulatur, muss er chirurgisch gespalten, neu vernäht oder gar »rekonstruiert« werden mit Gewebe, das von anderer Stelle entnommen und transplantiert wird. Ein offener Scheideneingang sei unproblematisch, allenfalls störend, wird oft fälschlicherweise behauptet. Dieses Fehlurteil beruht jedoch meist auf einer inkompetenten Untersuchung im Liegen, so wird übersehen, dass Organe im Stehen nach unten drücken.

Paradigmenwechsel: Jeder Beckenboden nach der Geburt braucht Hilfe

Dass Frauen nach einer natürlichen Geburt einfach ihr Kind nehmen, aufstehen und nach Hause gehen, war immer schon eine Verklärung. Inzwischen belegen zahllose Expertenempfehlungen, dass die Heilung des Beckenbodens Unterstützung benötigt, selbst wenn keine offensichtlichen Schäden entstanden sind. Östrogensalben für die Genitalregion, wie sie in den Wechseljahren verschrieben werden, sollen die während der Stillzeit vergleichsweise niedrigen Spiegel der Östrogenhormone ausgleichen. Lokal wirkende Anästhetika spritzt man zur Betäubung des Wundbereiches. Das lindert nicht nur Schmerzen, es desinfiziert zusätzlich und soll das Wuchern von Narben verhindern. Manche Expertinnen und Experten empfehlen Vitamin D, das Sonnenhormon, um das Entzündungsgeschehen nach der Geburt in Schach zu halten. Nicht alle diese Empfehlungen sind mit standardisierten Methoden wissenschaftlich überprüft. Allerdings können wir daran einen klaren Paradigmenwechsel ablesen: Abwarten war gestern. Heute geht man davon aus, dass der Beckenboden nach jeder natürlichen Geburt angegriffen ist und ein echtes Rehaprogramm benötigt.

Halt geben – mit Pessaren

Was tun, wenn sich trotz Hormonen, Vitaminen und Betäubungsspritzen nichts bessert? Der geschwächte Beckenboden benötigt vermutlich Entlastung – ein Pessar. Was ein Pessar sein soll, fragen sich viele Mütter, wenn ihnen andere Betroffene diese empfehlen. Vermutlich hat keine Frau vor ihrer Geburt je von Pessaren gehört. Die verwendeten früher nur ältere Patientinnen mit Organsenkungen. Das hat sich längst geändert, weil immer mehr Frauen Pessare unmittelbar nach der Geburt oder wenige Jahre später benötigen. Es gibt sie als Würfel, eingedellt, als Doppelwürfel, als Ring, Schale oder

Stempel, als aufblasbaren Ballon, in Form eines Donuts, mit Fäden und ohne, viereckig, rund, gebogen, durchlöchert oder nicht (Abb. 11, 12). Was kann das sein, fragt sich der Unbedarfte. Sie wären gut für eines dieser Radiorätsel, bei denen kein Mensch auf die Lösung kommt.

Pessare sind heutzutage meist aus Silikon. Im alten Ägypten waren sie aus Ton, später aus Glas, Porzellan oder Gummi. Allen gemeinsam ist jedenfalls: Das Pessar wird in die Scheide eingesetzt, um die herunterrutschenden Organe und Strukturen wieder in der Ebene des Beckens zu fixieren, in die sie gehören. Achtung: Es sind keine Tampons, Pessare sind viel größer in ihrer Breitenausdehnung, sonst halten sie nicht. Längst nicht jede Frau schafft es, sie sich selbst einzusetzen oder herauszunehmen.

Pessare schützen nicht nur vor einer Organsenkung. Sie verhindern, dass sich die Heilung des Beckenbodens verzögert, wenn die Organe aufgrund des Zuges nach unten Bänder, Nerven und Gefäße zusätzlich stressen. Davon, dass jüngere Frauen immer häufiger Pessare nutzen, zeugt schon der Markt. Ich habe mit Vertretern von Herstellerfirmen gesprochen, die sich um ihre Zunft und ihre Zukunft keine Sorgen machen. Das Geschäft boome, die Nachfrage steige stetig. Obwohl ich mich schon viele Jahre mit Beckenbodenbeschwerden befasse und gefühlt unzählige Studien gelesen habe, bin ich überraschenderweise lange Zeit nicht auf das Thema »Pessare« gestoßen. Bis ich in einer urogynäkologischen Sprechstunde gesehen habe, wie sie herausgeholt und eingesetzt werden, konnte ich mir deren »tragende« oder entlastende Funktion nicht vorstellen – außerdem nicht, dass es hierfür Geschicklichkeit und Erfahrung braucht. Inzwischen habe ich dazugelernt, habe

Pessarfortbildungen auf medizinischen Kongressen besucht, Fachartikel gelesen und mit jenen diskutiert, die Pessare bei anderen einsetzen oder sie selbst anwenden. Vor allem Frauen, die sich nach einer Geburt lose fühlen, die denken, alles sinke innen zu Boden, sind gut beraten, sich über eine Pessartherapie zu informieren. Manche Urogynäkologinnen und Urogynäkologen halten Erholung nach einer natürlichen Geburt für mindestens ebenso wichtig wie ein aktives Beckenbodentraining. Denn wir wissen von Narben andernorts im Körper, dass geschwächtes Gewebe nicht noch zusätzlich belastet werden darf, dass seltener dysfunktionale Strukturen zurückbleiben, je mehr Ruhe man oder frau sich gönnt.

Pessare – lang erprobt trotz fehlender Studien

Über den Pessareinsatz direkt nach der Geburt ist noch wenig bekannt. Der erfahrene Urogynäkologe Prof. Dr. med. Ralf Tunn vom Deutschen Beckenbodenzentrum in Berlin erwähnt Pessare in einem Kongressbeitrag zur Prävention.[10] Leider ist das noch kein Allgemeinwissen in Frauenarztpraxen. Kaum eine Schwangere erfährt davon, wenn sie sich nicht wegen Beschwerden meldet. Eigentlich müssten in Geburtsvorbereitungskursen, spätestens aber bei der Rückbildungsgymnastik, alle Teilnehmerinnen darüber aufgeklärt werden. Mangels Kenntnis wird jedoch vielen Frauen die Chance vorenthalten, ihren Beckenboden in den Wochen und Monaten nach der Geburt zu schützen.

Wenn Pessare empfohlen werden, dann meistens so, dass sie erst nach Ende des Wochenflusses einzusetzen sind, da dieser mit einem erhöhten Infektionsrisiko einhergeht. Es gibt inzwischen jedoch durchlöcherte Pessare oder solche, die den Abfluss von Blut erlauben, sodass sie auch früher nach der Geburt sowie während der Menstruation getragen werden können.

Viele Forschungsgruppen konzipieren inzwischen Studien, um die positiven Effekte der Pessare besser belegen zu können. Denn es wird zum einen immer offensichtlicher, dass jeder Beckenboden nach einer Geburt Halt und Schutz benötigt. Zum anderen hat die Industrie den Bedarf längst entdeckt und bietet höchst vielversprechende individuelle Lösungen an. So arbeiten Firmen an Pessaren aus dem 3-D-Drucker. Damit lässt sich ihre Form anatomisch exakt anpassen, weil zuvor eine individuelle Vermessung der Patientin erfolgt. Im Sommer 2021 gewann ein solcher Pessarhersteller einen Innovationswettbewerb junger Start-up-Unternehmen, den Forward AM Innovation Award. Vielleicht löst am Ende die Industrie noch vor der Ärzteschaft dieses drängende Problem.

Pessare beim Sex

Individuelle Formate sind essenziell – denn ein Hauptproblem ist es, die richtige Passform für die einzelne Patientin zu finden und damit die Nebenwirkungen auszuschalten. Ein Pessar muss einerseits fest an Ort und Stelle sitzen, sonst entfaltet es keine echte Stützfunktion oder fällt sogar aus der Scheide. Es darf jedoch andererseits nicht zu viel Druck auf die Scheidenwand ausüben – sonst entstehen Geschwüre. Dies umso eher, je trockener die Scheidenschleimhaut ist, weshalb zur Pessartherapie regelhaft Östrogensalben verschrieben werden. Nur in richtiger Form und Größe stützen Pessare, ohne wehzutun – und ohne beim Koitus zu stören. Tatsächlich belässt ein Teil der Patientinnen – etwa ein Drittel derer, die unter einer Pessartherapie überhaupt Sex haben – Pessare während des Intimverkehrs an Ort und Stelle. Nur selten wird über solche Aspekte berichtet. Diese Angaben stammen aus einer der wenigen Studien, die sich mit der Frage befassen, welche Bedeutung Pessare für das Sexualleben der Trägerinnen haben.[11]

Beckenbodenschäden schränken das Intimleben ein, die Frauen nehmen ihren eigenen Körper negativ wahr. Vieles bessert sich allein mit dem Gefühl, wieder Halt zu haben. Manche entfernen das Pessar lediglich dann beim Zusammensein mit dem Mann, wenn dieser Bedenken hat, jedoch nicht um ihrer selbst willen. Individuelle Pessare, die schützen, stützen und dennoch beim Sex nicht im Weg sind – in jeder Hinsicht angepasst an die Bedürfnisse der Frau –, das sollte angesichts der modernen Materialien und Herstellungsverfahren wie 3-D-Druck kein Ding der Unmöglichkeit sein. Immerhin zeigen solch seltene Studien, dass inzwischen zumindest die eine oder andere Arbeitsgruppe an klinischen Zentren darüber nachdenkt, wie das Sexualleben von Pessarträgerinnen aussehen könnte. Jede Fachfrau, jeder Fachmann sollte davon ausgehen, dass Frauen, die Pessare nutzen, sexuelle Bedürfnisse haben und diese nicht verschwunden sind, wenn eine Geburt den Beckenboden geschwächt hat. Das jedenfalls findet Angela Rantell, Urogynäkologin am King's College Hospital in London, die unmissverständlich fordert, dass alle im Gesundheitswesen, die Pessare anpassen, mit ihren Patientinnen über Sex reden – es sei schließlich ein integraler Bestandteil ihres Lebens.[12] Dem kann man nur uneingeschränkt beipflichten.

Pessare anpassen – wer kann es, wer will es?

Ein Pessar anpassen und einsetzen – hier versagen viele Frauenärztinnen und -ärzte. Zwar haben sie wohl alle schon eines gesehen. Nachdem ich allerdings Pessarfortbildungen auf Kongressen besucht hatte, wurde mir klar, dass das Interesse überschaubar ist. Da es so viele unterschiedliche Formen und Größen gibt und jedes Pessar mit einer anderen Technik eingesetzt wird, da Pessare in der Stützfunktion auf unterschiedliche Bereiche der Vagina wirken, ist sicherlich nicht jede Gynäkologin und jeder Gynäkologe ein Spezialist in der Pessartherapie, die Ausbildung und Erfahrung voraussetzt. Befragungen in den Niederlanden lassen ebenfalls erkennen, dass Wissen und Training in Sachen Pessartherapie unter Ärztinnen und Ärzten beträchtlich variieren.[13] Sie bekommen jedoch Konkurrenz, denn urogynäkologische Zentren entdecken, dass nicht nur ältere Frauen Pessarbedarf haben. Krankenhäuser widmen Pessaren eigene Seiten auf ihrer Homepage. Inzwischen geben sich betroffene Frauen gegenseitig Ratschläge und sprechen als Laien und Anwenderinnen im Netz gut verständlich über Pessare. Es ist eine überfällige Renaissance.

Pessare in der Medizingeschichte

Schon der berühmteste Gynäkologe der Antike, der griechische Arzt Soranus von Ephesos (98–138 n. Chr.), beschrieb erstaunlich einfühlsame Therapien, die Ähnlichkeit mit pessarartigen Stopfen haben. Verwunderlich ist, welche Koryphäen sich im Lauf der Medizingeschichte mit der Pessartherapie befasst haben – darunter der bedeutendste französische Militärchirurg, Ambroise Paré (um 1510–1590); auf den Schlachtfeldern wird er die Ideen dazu sicher nicht entwickelt haben. Im 19. Jahrhundert wurden Pessare aus Holz, Gummi, Metall, Leder und Glas verwendet – und populär. Es war eine Haupteinnahmequelle des Ärztestandes, denn es hieß, es gäbe zwei Gruppen von Frauenärzten, die reich würden: jene, die Pessare einsetzten, und jene, die sie wieder entfernten. Wie bedeutsam Pessare waren, lehrt die Tatsache, dass sogar Patente darauf angemeldet wurden. Seinerzeit gab es im Übrigen erklärte Gegner der Pessartherapie. Auf einem Medizinerkongress verglich 1866 der Tagungspräsident die »Scheidenfüllungen« mit dem Angebot eines »chinesischen Spielzeugladens«[14].

So bedeutsam die Pessartherapie ist: Wer Pessare anpassen darf, ist unklar. So kann sich zum Beispiel eine Physiotherapeutin noch so gut mit dem Beckenboden auskennen, »eine klare Regelung, ob sie ein Pessar anpassen darf oder nicht, gibt es beispielsweise in Deutschland nicht«, bedauert Almut Köwing. Köwing, die lange als Physiotherapeutin in der Nähe von Hamburg praktizierte, hat zusammen mit Astrid Landmesser, deren Physiotherapiepraxis in Erkelenz bei Köln lokalisiert ist, die Beschäftigung mit dem Beckenboden in Fachkreisen in Deutschland entscheidend mitgeprägt. Ich habe die beiden Expertinnen häufig aufgrund ihrer langjährigen Expertise befragt. Zwar setzen sie sich mit anderen seit Jahren dafür ein, endlich verbindliche Regeln für die

Pessaranpassung zu schaffen, gelungen ist es noch nicht. Mitunter können erfahrene Beckenbodenphysiotherapeutinnen besser Pessare anpassen als Ärztinnen und Ärzte. Dies zu verstehen, ist wichtig, denn in der Physiotherapiepraxis muss die Patientin das meist selbst bezahlen.

Beckenbodenphysio – gefrustet statt gefestigt

Die passive Pessartherapie ist die eine Therapiesäule nach der Geburt, die aktive Physiotherapie die zweite. Physiotherapie nach der Geburt kann nur gut sein, wird jeder denken. Wer bei Google »Beckenboden nach der Geburt trainieren« eingibt, erhält auf Anhieb knapp eine halbe Million Treffer. Von Büchern bis Webseiten der Praktiker, von YouTube-Videos bis Werbematerial von Hebammen, von Artikeln in Frauenzeitschriften bis zu den Blogs einzelner Mütter ist alles dabei. Es besteht also wahrhaftig kein Mangel an Tipps zum Thema. Dennoch schaffen es viele mit Physio nicht, nach der Geburt wieder fit und fest zu werden. Warum?

1. **Wenn Beckenbodentraining etwas nützen soll,** ist es keineswegs mit »immer mal wieder den Beckenboden anspannen« getan. Es gibt beim Beckenboden nichts Gutes, außer man tut es dauerhaft und diszipliniert. Zudem ist längst nicht jedes Programm für jede Frau geeignet – es gibt deshalb nicht »das« perfekte Beckenbodenprogramm.
2. **Wenn Beckenbodentraining etwas nützen soll,** muss es professionell sein. Die meisten Hebammen sind hierfür nicht ausgebildet. Die Liste der in Deutschland tätigen Beckenbodentherapeutinnen weist den Weg zu denen, die sich qualifiziert haben (Liste s. S. 18).

3. **Wenn Beckenbodentraining etwas nützen soll,** muss die Patientin lernen, den Beckenboden richtig wahrzunehmen. Das fällt schwer, wenn er durch die Geburt massiv verändert worden ist. »Daher empfehle ich unbedingt, sich bereits vor einer Geburt mit dem Beckenboden auseinanderzusetzen«, betont Astrid Landmesser.
4. **Wenn Beckenbodentraining etwas nützen soll,** muss es einen Erfolgscheck geben. Die Physiotherapeutin überprüft bei einer vaginalen Untersuchung der Scheide unter anderem durch Tasten, ob die Frau die richtigen Muskeln anspannt. Unterbleibt das, genügt eine solche Physiotherapie den professionellen Ansprüchen nicht. Alle, die langjährige Erfahrung in der Beckenbodentherapie mitbringen, bestätigen, dass Tasten unerlässlich ist.
5. **Wenn Beckenbodentraining etwas nützen soll,** braucht die Patientin ausreichend Rezepte und Verschreibungen für die Physiotherapie. Leider sparen hier die Ärztinnen und Ärzte oft an der falschen Stelle, weil sie die Bedeutung guter Physiotherapie für den Beckenboden nicht ermessen. Also muss die Patientin dies am Ende selbst bezahlen – für viele kein geringes Hindernis für eine professionelle Beckenbodentherapie.
6. **Wenn Beckenbodentraining etwas nützen soll,** benötigt frau noch genügend intakte Strukturen, die überhaupt zum Üben taugen. Ist ein Levatorschenkel abgerissen, kann die Muskulatur nicht trainiert werden. Alle Mühe, die die Frauen sich geben, verpufft. Aber das erfahren sie nur, wenn es ihnen jemand erklärt – und zuvor prüft, ob der Levator noch intakt ist.

Es gibt mithin viele Gründe, warum zahlreiche Studien über den Erfolg von Physiotherapie nach der Geburt zu widersprüchlichen Resultaten gelangen. Die einen finden, es hilft, die anderen finden, es nützt nichts. So kommt es, dass die eine Frau in der Facebook-Gruppe berichtet: »Ich habe super Erfolge mit dem Beckenbodentraining, fühle mich wieder richtig gut«, wohingegen andere, die das frustriert lesen, keinerlei Verbesserung spüren, obwohl sie sich die Seele aus dem Leib üben.

Ein Frauenleben lang intensiv trainieren?

Wissenschaftliche Studien dämpfen den Enthusiasmus vieler Frauen: Susanne Hagen hat die internationale PREVPROL-Studie (**prev**ention of pelvic organ **prol**apse) von der Caledonian Universität in Glasgow aus koordiniert.[15] Ihre Frage lautete: Können Frauen mit leichtem Prolaps nach Geburten, wenn deren Gebärmutter allenfalls bis zum Scheidenausgang nach unten rutscht, einer Verschlechterung entgegenwirken, wenn sie regelmäßig trainieren? 206 von ihnen machten entweder ein 1:1-Training unter Anleitung in fünf Sitzungen über 16 Wochen verteilt, danach sollten sie selbst mit Pilatesübungen fortfahren. Die Kontrollgruppe, genauso viele Frauen, erhielt lediglich ein Faltblatt über Prolapsrisiken. Etwa 20 Prozent hatten vor der Studie über Beschwerden im Zusammenhang mit dem Prolaps berichtet, 80 Prozent waren symptomlos. Nach zwei Jahren wurde geschaut, wie sehr sich die Situation verschlimmert hatte. Zwar waren im Schnitt die Beschwerden bei der Interventionsgruppe mit Training geringer ausgeprägt. Dennoch: Der Unterschied fiel denkbar gering aus. Ob das zu Buche schlage in puncto Lebensqualität, müsse bezweifelt werden, schreibt Janny H. Dekker von der Universität Groningen in ihrem Kommentar zu dieser Studie, der Aufwand sei riesig im Vergleich zum Nutzen.[16]

Das ist nur eines von vielen Studienergebnissen. Sie alle lassen erkennen, dass wirklich überzeugende Resultate fehlen. Außerdem ist da der Zeitfaktor: Es ist höchst fraglich, wie lange Frauen das Training durchhalten, wenn der Erfolg so gering ausfällt. Das belegt die unter Beckenbodenforschenden bekannte ProLong-Studie aus Schottland und Neuseeland, die das Beckenbodenschicksal von 471 Frauen über zwölf Jahre nach einer Geburt nachverfolgt hatte.[17] Es zeigte sich, dass sich zwar ein Jahr nach der Geburt viele Frauen zur Physiotherapie und zum Beckenbodentraining motivieren ließen. Nach sechs und zwölf Jahren Nachbeobachtungszeit war aber von der ohnehin moderaten Wirkung leider nicht mehr viel übrig: Vier Fünftel der Frauen mit Urininkontinenz hatten zwölf Jahre später noch mit der Blasenschwäche zu tun.

Ein Großteil der von Beckenbodenschäden betroffenen Frauen (92,5 Prozent) kann laut einer Befragung US-amerikanischer Wissenschaftler zwar durchaus etwas mit Beckenbodentraining anfangen – aber nur 42,6 Prozent machen die Übungen.[18] Offenbar ist es immens schwierig, Wissen in Praxis umzusetzen, wenn es um Beckenbodenphysiotherapie geht. Hier spekulieren selbst gestandene Fachleute. Es kann sein, dass der körperliche Aufwand zu groß ist für ein spürbares Resultat. Außerdem steht die These im Raum, die Frauen seien aufgrund ihres defekten Beckenbodens so depressiv und bedrückt, dass sie die psychische Kraft für das Training nicht aufbrächten. Vermutlich fehlt es an Anleitung und Begleitung, folgt man Kari Bø, Sportprofessorin und weithin anerkannte Beckenbodenspezialistin aus Norwegen. Sie zeigt mit ihren Arbeiten, dass der Effekt des Trainings – etwa bei Urininkontinenz – umso durchschlagender ist, je intensiver die Frauen durch eine Therapeutin, einen Therapeuten betreut werden. Das Zweitbeste ist wohl eine Gruppentherapie. Fazit: Individuelles Coaching ist am teuersten, motiviert aber am besten.[19] Je weniger es die Krankenkassen kostet, desto erfolgloser – wer jedoch dranbleibt, hat vermutlich einen Nutzen.

Schritt für Schritt fit nach der Geburt: Im Bett und im Wochenbett

Die Position im Bett sollte keineswegs vernachlässigt werden. Wenn gleich nach der Geburt viel Besuch kommt, ist im Sitz der Beckenboden die tiefste Stelle. Das belastet, da der Rückstrom von Blut und Lymphflüssigkeit behindert ist. In den ersten 48 Stunden nach der Geburt nimmt die Stauung im Gewebe immer mehr zu. In dieser Zeit ist es besonders wichtig, flach zu liegen, temporär das Becken durch Hochlagern zu entlasten. Der Physioauftrag lautet: Anus oder Vagina leicht verengen und sanft Richtung Bauchnabel heben. Ein wichtiges Thema für die nächsten Wochen und Monate ist das Heben von schweren Lasten, die zum Alltag von Eltern gehören: Kinderautositz, Einkäufe, Geschwisterkinder, Wäschekörbe und vieles andere. Das ist ein No-Go. Manchmal ist es besser, den Weg zweimal zu gehen, als einmal zu schwer bepackt. Frau Köwing ist da unerbittlich: »Wir Physiotherapeutinnen wissen, dass frau natürlich eine unbändige Kraft hat, alles selbst zu schaffen, aber es ist in dieser Situation schlicht nicht sinnvoll. Denken

Sie an Prävention, denken Sie an die Jahre, die noch vor Ihnen liegen!«, lautet ihr Appell.

Frauen sollten sich nach der Geburt länger schonen, als gemeinhin bekannt ist. »Einige Frauen muss man bremsen, die nach der Geburt so schnell wie möglich sie selbst sein wollen und dies mit anstrengendem Sport versuchen«, findet die Hamburger Physiotherapeutin. Jede Beschleunigung, die eine Art Fallen der inneren Organe nach unten bewirkt – bei jedem Laufschritt während des Joggings –, bedeutet zusätzliche Last auf dem Beckenboden. So schleudert frau die Organe mit Wucht nach unten. Das gilt auch für ruckartiges Heben, Die-Treppe-runter-Hüpfen, kleine Sprünge und Ähnliches. Frühestens drei Monate nach einer Geburt ist eine normale (Auffang-)Reaktion des Beckenbodens auf Druckerhöhung zu erwarten, mitunter dauert es durchaus sechs Monate. Also kann, wenn überhaupt, erst ab einem halben Jahr an so etwas wie Softjoggen gedacht werden. Dazu sollte eine Frau jedoch ihren Beckenboden schon genau wahrnehmen können, das ist nicht immer gewährleistet. Daher die Daumenregel, dass eine Mutter lieber ein paar Monate länger mit dem Joggen warten und erst ein Jahr nach der Geburt wieder voll loslegen sollte. Das ist eine immens wichtige Botschaft in einer Zeit, da so viele Frauen nach der Geburt von den After-Baby-Bodys diverser Influencerinnen völlig falsche Eindrücke bekommen.

Low-Impact-Sportarten wie Walken, Kardiotraining, Radfahren, auch Klettern sind den High-Impact-Sportarten wie Joggen, Volleyball oder Training an Geräten mit starker Druckerhöhung im Bauch vorzuziehen. Wichtig ist es, die Signale des Körpers im Hinblick auf die eigene Leistungsgrenze zu spüren.

Jede Frau möge sich in Erinnerung rufen, wie es um die Fitness vor der Schwangerschaft bestellt war. Es ist nach der Geburt sicherlich nicht der richtige Zeitpunkt, das schon immer Versäumte nachholen zu wollen.

3

FRAUENLEBEN, FRAUEN LEBEN MIT GEBURTSTRAUMEN

3.1 Im freien Fall - Gebärmutterprolaps

»Unter Vorfall der Gebärmutter versteht man das erste Stadium der Inversion. Das vorfallende Stück ist ungefähr so groß wie ein Straußenei, bald größer, bald kleiner.«
Soranus von Ephesus zum Gebärmuttervorfall[1]

Queen Viktoria von England überstand neun Geburten und war prädestiniert für das Absinken ihrer Gebärmutter. Erst nach ihrem Tod 1901 stellte ihr Leibarzt, Sir James Reid, fest, worunter die Königin des britischen Empire 40 Jahre litt, ohne darüber zu sprechen. Das ist passé – über solche Beschwerden muss gesprochen werden. Für Frauen, die ihren Muttermund im Spiegel zwischen den Beinen sehen können, beschreibt ein schonungslos offenes Buch wie *And then my uterus fell out* (Und dann fiel meine Gebärmutter raus) den ersten Schock. Darin vermittelt die nach einer vaginalen Geburt von einem Gebärmuttervorfall selbst betroffene Autorin Piper Newton einprägsam, wie schockierend das ist.[2]

Die Medizin kennt im Wesentlichen drei Formen von Senkungsbeschwerden: Zystozele, Rektozele und Uterusprolaps (Abb. 5–7). Eine Vorwölbung heißt Zele, ein Vorfall Prolaps. Wenn die Harnblase gegen die vordere Scheidenwand oder der Enddarm gegen die hintere Scheidenwand drückt und diese vorgewölbt werden, handelt es sich mithin um eine Zystozele (Zystis für Harnblase) oder um eine Rektozele (Rektum für Enddarm).

Der »Gebärmuttervorfall« ist anders gelagert und daher keine Zele. Denn hier fällt ein Organ durch einen vorgegebenen Kanal – in dem Fall die Scheide – nach außen, daher heißt es

Gebärmutterprolaps oder Uterusprolaps. Die Gebärmutter kann sogar, wie der sprechende Titel von Piper Newton sagt, im echten Sinne »herausfallen«. Hierzulande setzt sich immer mehr der internationale Fachbegriff »**P**elvic **O**rgan **P**rolapse« oder POP durch – der alle diese Formen von Senkungsbeschwerden meint.

Je nach Größe der Gebärmutter hängt vor allem im Stehen ein Organ von der Größe einer Mandarine oder Pampelmuse unten aus der Scheide heraus. Es lässt sich nur noch mit einem Pessar nach oben zurückdrängen oder chirurgisch in alter Höhe »aufhängen«. Mitunter wurde die Gebärmutter, gerade bei älteren Frauen, bereits entfernt. Das dabei zusammengenähte obere Scheidenende nennt man Scheidenstumpf – dieser kann erneut vorfallen, das ist der Scheidenstumpfprolaps. Eine Zysto- oder Rektozele sind von innen durch die Scheide tastbar, Pressen lässt sie deutlicher hervortreten. Wer sich anschauen möchte, wie ein unten aus der Scheide fallender Uterus aussieht, findet eine Vielzahl von Bildern im Internet oder in Fachartikeln. Der Leidensdruck der Frauen, nicht nur der von Königin Viktoria, leuchtet unmittelbar ein.

Überrascht, überrumpelt, überfordert

Prolapsbeschwerden versetzen in einen Zustand, der zutiefst irritiert. Die dumpfen Schmerzen im Unterleib oder im Rücken – sie gehen oft auf den Zug an den Aufhängebändern der Organe zurück – werden bei jüngeren Frauen regelmäßig fehldiagnostiziert und schicken sie auf Odysseen vom Magen-Darm-Spezialisten bis zum Orthopäden. Die ständigen Reizungen von heraushängendem Gewebe, das nicht für Kontakt mit der Unterwäsche gemacht ist, begünstigen Ausfluss und Blasenentzündungen. Infolge all dessen leidet regelmäßig das Sexualleben.

Drei Forscherinnen von der Universität im schwedischen Halmstad haben Patientinnen in ihren eigenen Worten nach vaginalen Geburten schildern lassen, was sie am meisten bedrückt, was sie fühlen.[3] Die Zeugnisse der 33 Frauen lesen sich so erschütternd wie die Berichte der Frauen, die mich kontaktieren. Alle waren noch jung, im Mittel 27 Jahre, die älteste erst 45, alle hatten vor ihren Geburten keinerlei Beckenbodenprobleme gekannt. Es dominiert die Erkenntnis, dass kaum jemand sie versteht. »Es macht dein Leben total kaputt. Du kannst nicht normal gehen, nicht stehen oder sitzen. Du kannst nicht intim mit deinem Partner sein, geschweige denn normal pinkeln oder scheißen. Es ist entsetzlich.« Viele fühlen sich irreparabel geschädigt und vermissen, dass ihnen jemand die Situation verständlich erklärt. Die Frauen verlangen verzweifelt ihr »altes Leben zurück«, wörtlich. Die Schuldgefühle gegenüber dem Partner gehen so weit, dass einige ins Auge fassen, ihm zum Beispiel Sex mit einer anderen Frau explizit gestatten zu wollen. Als sehr bedrückend empfinden sie es, nicht mit ihren Kindern herumtollen zu können, sie weder tragen noch hochwerfen zu dürfen, sie fühlen sich als schlechte Mütter. Man »trivialisiere« ihre Not, werfen sie den Fachleuten vor, die ständig abwiegeln würden mit Sätzen wie: »Es sieht nicht sooo schlecht aus« oder »minimaler Vorfall der vorderen Wand« oder »Prolaps ist sehr häufig«; ein Arzt wird mit der Aussage zitiert, er habe »schon Schlimmeres gesehen«. Viele wissen nicht, wie es weitergehen soll, und werden depressiv, weinen häufig, wenn möglich nicht vor den Kindern. Als Fazit schreiben die drei Wissenschaftlerinnen über diese aufrüttelnden Befunde, der Prolaps sei »unerwartet, unbekannt und unerklärt« für die Frauen und könne sie psychisch massiv beeinträchtigen.

Alles in allem sind ungute, komplizierte vaginale Geburten der Hauptrisikofaktor. Zwar verschlimmert jeder Druck auf den Beckenboden langfristig die Probleme: dauernder Husten von Raucherinnen, eine chronische Verstopfung oder schweres Heben im Beruf – Kranken- und Altenpflegerinnen oder Frauen, die im Einzelhandel Kisten in Regale hochstemmen müssen, zählen daher zu den Gefährdeten. Dennoch: Eine unglücklich oder ungenügend betreute, eine zu spät abgebrochene natürliche Geburt markiert oft den Beginn des Leidens und schwächt am intensivsten.

Schon früh nach der Geburt und nicht nur spät im Leben

Die allermeisten Frauen haben vor ihren Schwangerschaften einen festen Beckenboden. Direkt nach einer vaginalen Geburt geben einer Fragebogenerhebung aus Norwegen zufolge immerhin 29 Prozent der Frauen in den ersten sechs bis zehn Wochen Prolapsbeschwerden an – jede dritte bis vierte Schwangere kann also damit rechnen, nach der Geburt erst einmal in irgendeiner Form mit Senkungsproblemen zu tun zu haben.[4] In der häufig als wichtige Referenz angegebenen schwedischen SwePOP-Studie wurden 5.236 Frauen, die jeweils nur ein Kind entweder vaginal oder mithilfe eines Kaiserschnittes geboren hatten, 20 Jahre nach dieser Geburt über Symptome von Prolaps und Harninkontinenz befragt. Die Häufigkeit eines Prolapses, der tatsächlich Beschwerden macht, lag für Frauen nach vaginaler Geburt bei 14,6 Prozent.[5] Aber: Das war zweieinhalbmal so hoch wie nach einem Kaiserschnitt (6,3 Prozent). Das bedeutet, dass Frauen nach natürlichen Geburten präventiv besser betreut und jene mit Prolapsrisikofaktoren unter der Geburt besser geschützt werden müssen. Eine aussagekräftige Übersichtsarbeit aus Spanien findet sogar 33 bis 40 Prozent Prolapsbeschwerden – darunter auch geringgradige – bei Frauen, deren Beckenboden und Damm vor der Geburt vollkommen intakt gewesen sind.[6] Die Forschenden fordern daher, dass dem POP-Phänomen nach natürlichen Geburten dringend mehr Aufmerksamkeit gewidmet werden müsse. Sie hatten die Daten von mehr als 1,5 Millionen Patientinnen analysiert, dies aus den letzten zehn Jahren und aus insgesamt zehn Ländern. Der Review enthält demzufolge repräsentative und verallgemeinerbare Aussagen. Vor allem wissen wir nun, dass die komplikationsbehaftete Geburt als solche – und nicht die Schwangerschaft – für POP zu einem Großteil mitverantwortlich ist. Die Autoren vermuten, dass viele Symptome, die direkt nach der Geburt auftreten, nicht richtig erfasst werden. Sie seien für die Frauen so ungewohnt und schwer zu beschreiben, dass sie dem Radar der Medizin häufig entgingen und als »Übergangsbeschwerden« abgetan würden.

Wie kommt es zum Prolaps – wann ist frau gefährdet?

Wenn die vaginale Geburt das Prolapsrisiko derart vervielfacht, sollten wir wissen, für wen das so ist. Das kann umgekehrt jene entlasten, die mit optimalen Vorbedingungen in eine Geburt gehen. Ganz eindeutig erhöht die Levatoravulsion das Risiko für einen Prolaps. Bei der Geburt kann beispielsweise aufgrund plötzlicher, ruckartiger Belastungen, aufgrund zu starker Überdehnung bei Sternengucker-Kindern oder aufgrund zu hoch dosierter Wehenmittel einer der Levatorschenkel rechts oder links abreißen. Levatoravulsionen sind typischerweise rechtsseitig; warum das so ist, ist nicht eindeutig geklärt.

Frauen, die nach einer natürlichen Geburt eine Levatoravulsion bei sich selbst ohne Schwierigkeiten ertasten können, wundern sich, dass viele Ärztinnen und Ärzte nicht einmal den Begriff kennen, geschweige denn sachgerecht diagnostizieren können. Hans-Peter Dietz zählt zu den Pionieren, die die Bedeutung dieser Verletzung in den letzten zwei Jahrzehnten überzeugend herausgearbeitet haben. Wer jedoch seit 20 Jahren seine Frauenarztpraxis betreibt, hat darüber vermutlich in der Ausbildung nichts lernen können. Da eine Nachuntersuchung des Levatorstatus von Gebärenden keine Pflicht ist, ist die Häufigkeit schwer abzuschätzen, wie schon in Kapitel 2.1 erläutert. Letztlich erhöht alles, was von vornherein komplizierte Geburten wahrscheinlich macht und den Muskel unter Stress setzt, die Gefahr einer Levatoravulsion. Nicht zuletzt spielt das Alter eine Rolle: Im Vergleich zu einer Frau, die mit 20 Jahren ihr erstes Kind bekommt, hat eine, die als Erstgebärende 30 Jahre alt war, ein 1,79-fach höheres Prolapsrisiko. Ist sie schon 40 Jahre bei der ersten Geburt, so ist dieses Risiko sogar um den Faktor 3,21 höher.[7] All diese Risikopatientinnen sollten im besten Fall drei Monate nach der Geburt eine sorgsame Evaluation des Levatormuskels per Ultraschall erhalten. Vermutlich würden die Fachleute so besser verstehen, warum sich die Betroffenen plötzlich so »ungehalten« fühlen. Damit keine Missverständnisse entstehen: Prolapsbeschwerden gibt es auch ohne Levatoravulsionen. Dennoch ist eine korrekte Diagnose nach der Geburt wünschenswert, vor allem für die genannten Risikogruppen.

Immerhin gibt es gute Nachrichten: Einem Team der Universität in Oslo ist es gelungen, die Heilungsraten für Levatorverletzungen zu beziffern.[8] Sie haben Frauen mit Ultraschall sechs Wochen und ein halbes Jahr nach den Geburten untersucht. Bei der Hälfte hatten sich sogar größere Avulsionen zurückgebildet. Das ist ermutigend, allerdings ist nicht genau bekannt, wie das zustande kommt. Denn dass die Enden eines abgerissenen Muskels wieder anwachsen, ist unwahrscheinlich. Hier zeigen sich eindeutig die Defizite der urogynäkologischen Forschung – es würde schließlich vielen nützen, dies besser zu verstehen. Denn den 50 Prozent Levatordefekten, die sich bessern, stehen immerhin 50 Prozent Avulsionen gegenüber, die dies nicht tun. Bei einem Risiko von 6 bis 16 Prozent Avulsionen bei normalen Geburten müssten mithin 3 bis 8 Prozent mit dauerhaften Levatorschäden rechnen.

Wie vermeide ich einen Levatorschaden?

Was ist beim nächsten Kind zu bedenken, wenn bei der ersten Geburt ein Levatorschaden auftrat? Einerseits ist die erste vaginale Geburt in puncto Levator wohl die problematischste; bei der zweiten wird der Schaden kaum größer. Andererseits haben Frauen nach einer einzigen natürlichen Geburt ein vierfach höheres Prolapsrisiko als Frauen ohne Kinder, nach zweien ist es fast achteinhalbfach höher.[9] Das bedeutet, dass andere Defekte im Beckenboden zum Prolapsrisiko beitragen, es ist nicht der Levatorschaden allein, und auch die Zahl der Geburten schlägt zu Buche. Allerdings lässt sich sicher sagen, dass es für den Levator keine gute Idee ist, eine natürliche Geburt nach einem Kaiserschnitt anzustreben, wie eine tschechische Arbeitsgruppe aus der Universitätsklinik in Pilsen nachgewiesen hat.[10] Sie verglich die Levatorbefunde von 141 Frauen nach einem Kaiserschnitt und einer weiteren vaginalen Geburt mit jenen von 113 Erstgebärenden - mit dem Resultat, dass in der ersten Gruppe fast jede Dritte eine Avulsion (32,6 Prozent) hatte, in der zweiten deutlich weniger (18,6 Prozent). Somit ist bei einer Geburt nach Kaiserschnitt ein Levatorabriss viel wahrscheinlicher.

Ein weiterer Risikofaktor ist die hintere Hinterhauptslage, die Sternengucker-Position, wenn das Baby mit dem Gesicht zur Vorderseite, zum Bauchnabel der Mutter gewandt ist. Das kommt etwa in einem Prozent aller Geburten vor. Ein Sternengucker benötigt im Geburtskanal mehr Platz: Der Levator reißt 3,6-mal häufiger im Vergleich zur Normalposition, der vorderen Hinterhauptslage, in der das Kind mit dem Gesicht zum Po der Mutter gewandt ist.[11] Weitere Risikofaktoren für einen Prolaps bringt eine Frau schlichtweg mit ins Leben - Veranlagung heißt das, die Medizin nennt es genetische Disposition. Inzwischen sind sogar die Genorte dafür bekannt. Schon vor mehr als 150 Jahren wurde die Erkenntnis formuliert, dass weibliche Verwandte mit Prolaps das Risiko einer Frau erhöhen, ebenfalls einen Prolaps zu erleiden.[12] Ist die eigene Mutter oder eine Schwester betroffen, so hat eine Frau ein 2- bis 2,5-fach höheres POP-Risiko. Frauen sollten vor der Geburt ihre Scheu ablegen und Mütter, Tanten und Schwestern befragen. Schließlich gilt für den Prolaps ebenfalls, dass ein Beckenbodenunglück selten allein kommt. Dammschnitte und höhergradige Dammrisse vervielfachen das

Avulsionsrisiko.[13] All diese Frauen haben guten Grund, klären zu lassen, ob ihr Levator noch unversehrt ist.

Prolapschirurgie: Auf das Alter kommt es an

Sich in Sachen Prolapstherapie im Dschungel der Therapieangebote zurechtzufinden, ist nicht leicht. Aber es gibt einige zentrale Wegmarken. Zunächst ist das Lebensalter entscheidend. Wer unmittelbar oder wenige Jahre nach einer natürlichen Geburt Organvorfälle zu beklagen hat und vielleicht 30 oder knapp 40 Jahre alt ist, hat grundsätzlich andere Herausforderungen zu meistern als Frauen, die vielleicht erst spät nach den Wechseljahren damit zu kämpfen haben.

Zwar kann man älteren Frauen Operationen empfehlen, deren Nutzen überprüft für etwa 10 bis 15 Jahre anhält. Aber es gibt kaum längere Nachbeobachtungszeiten, und für jüngere Patientinnen ist das zu wenig. Daher sind viele Beckenbodenchirurgen und -chirurginnen zurückhaltend, diesen Betroffenen solche Eingriffe nahe zu legen, selbst bei starken Prolapsbeschwerden. Ein Operationshindernis in jüngeren Jahren ist außerdem der Kinderwunsch – für manche Fachleute immer noch ein absolutes No-Go. Sie operieren keine POP-Patientin, die noch ein Kind bekommen will, da Schwangerschaft und Geburt den Erfolg der Operation wieder zunichtemachen könnten. Hinzu kommt, dass die eher jüngeren Frauen sich anders als ältere kaum schonen und oft auch kein aufwendiges Programm für ihren Beckenboden durchziehen können. Sie müssen das Baby tragen, vielleicht noch Geschwisterkinder bespaßen, sie wollen joggen und sind berufstätig. Das sind alles

Handicaps für Operationen, die früher für Patientinnen nach der Menopause konzipiert worden waren.

Daher sind viele enttäuscht von der Beratung: »Die schaute mich an, als würde ich ein Ding der Unmöglichkeit verlangen«, erzählte mir eine 38-jährige Geschädigte von einer Urogynäkologin, die keine Levatoravulsion diagnostizieren konnte und vaginale Lasertherapie für »irgend so eine neumodische« Sache hielt. Allerdings sind immer mehr Patientinnen gut informiert und stellen – zu Recht – hohe Anforderungen an den Nutzen und die Haltbarkeit von Beckenbodenoperationen. Viele Frauenärzte und -ärztinnen haben aber noch die meist älteren Patientinnen von früher vor Augen. Diese artikulierten seltener ihre Beschwerden. Sie waren gewohnt, ihre Schäden als zu einem Frauenleben dazugehörend zu akzeptieren, sie arrangierten sich, solang es ging, schämten sich und zogen sich diskret aus dem Sozialleben zurück. Das hat sich gewandelt.

Zudem fragen immer mehr Patientinnen in Sachen Operationsnebenwirkungen genauer nach. Das gilt insbesondere für die Dyspareunie – Schmerzen beim Koitus –, die die Folge solcher Operationen sein kann. Das Thema rückt erst in jüngster Zeit zunehmend in den Fokus der Fachwelt. Viele der älteren Prolapspatientinnen haben nicht von sich aus ihren Frauenärztinnen und -ärzten von Schmerzen beim Intimverkehr berichtet, diese haben ihrerseits nicht gefragt. Das Thema war lange Zeit für beide Seiten einfach zu schambehaftet, erst jüngere Studien rücken das Bild zurecht. Dass Sex nach Prolapsoperationen als verzichtbar gilt, lässt sich schon daran erkennen, dass bei einer dieser Operationen die Scheide teilweise oder komplett zugenäht wird, das nennt sich Kolpokleisis. Dies kann ein sehr hilfreicher Eingriff sein, das sei nicht abgestritten. Dennoch zeugt er davon, dass hier die Frau am Ende auf ihre asexuellen Beckenbodenfunktionen reduziert wird, sie sollte lediglich »dicht« sein. Inzwischen erwarten jedoch nicht nur die jüngeren Patientinnen, sondern auch Seniorinnen funktionierende Genitalorgane. Das Sexualleben im Alter wandelt sich rasant – und diese Frauen haben Courage genug, das zur Sprache zu bringen. »Hauptsache, zu und dicht« genügt als Therapieziel nicht mehr.

Prolapschirurgie: Konservativ bleiben, solange es geht

Was tun, wenn die ersten Maßnahmen – Pessare, Physiotherapie – nicht greifen? Es ist wichtig, nicht zu verzweifeln. Manche Frauen wollen oft schon ein Jahr nach der Geburt eine Operation, sie schreiben und äußern Sätze wie »Ich will endlich untenrum wieder normal sein, ich halte es nicht mehr aus«. Das ist schlicht zu früh, wenn es sich »nur« um eine Senkung handelt, es nicht um OASIS oder eine reine Belastungsinkontinenz geht. Jede Frau sollte sich durch das Repertoire der konservativen Möglichkeiten kämpfen, so frustrierend das klingen mag. Denn: Prolapsoperationen haben ein nicht zu unterschätzendes Rezidiv- oder Rückfallrisiko: Etliche Frauen müssen damit rechnen, dass die Aufhängung oder Straffung oder Fixierung nicht hält, wenn es falsch angegangen wurde. In einem solchen Fall ist leider eine wichtige Chance vertan. Es gilt eine Art Dogma für die Prolapschirurgie: Hält der erste Eingriff, ist die Prognose auf lange Sicht gut. Mir ist ein Bericht einer Betroffenen in Erinnerung. Sie teilte in einem Forum die Nachricht, dass bei ihrer Bekannten die Senkungsoperation bereits länger als 40 Jahre stabil geblieben ist, bis jenseits des

80. Lebensjahres. Das gab ihr so viel Hoffnung. Daher muss eine Operation gut durchdacht werden, um nicht entscheidende Weichen im Beckenboden falsch zu stellen. Es gilt, alle verfügbaren konservativen Chancen zu nutzen, sich keinesfalls bedrängen zu lassen, sondern Zeit zu gewinnen und nicht zuletzt mit dem Partner oder der Partnerin zu besprechen, auf was es in Zukunft ankommen soll.

Natürlich hapert es nicht an guten, aber schwer umsetzbaren Ratschlägen. Dazu zählen: Gewicht reduzieren, chronischen Husten (Rauchen), Erbrechen, Niesen (Allergien) vermeiden, Vorsicht beim Heben schwerer Lasten – mithin alles, was den Druck im Bauch und folglich auf den Beckenboden nach unten erhöht. Weise Worte, aber das ist leicht gesagt in der Sprechstunde und leicht geschrieben im Fachartikel. Gerade nach einer Geburt, vielleicht mit einem weiteren Kleinkind, einem bevorstehenden Umzug – wer kann sich da beliebig schonen? Viele Sportarten sind für Beckenbodengeschädigte oft passé. Ein Beispiel: Schwimmen scheint auf den ersten Blick ideal, beim Tummeln im Wasser ist die Schwerkraft gemildert. »Aber wehe, ich will raus«, beschreibt es mir eine Patientin, »selbst wenn ich langsam die Stufen aus dem Schwimmbecken hochgehe, habe ich das Gefühl, meine Organe zieht es nach unten ins Wasser zurück.« An ein Hochstemmen am Beckenrand ist gar nicht erst zu denken. Viele Frauen empfinden eine plötzliche Schwerkrafteinwirkung als dramatisch, fühlen die Organe wie im Shaker auf und ab schwappen, Reiterinnen wissen zu gut, was gemeint ist.

Wie bei der Pessar- und Physiotherapie gilt es, genau hinzusehen, was wirklich nützlich ist. Viele verknüpfen mit dem Stichwort »Stammzelltherapie« große Hoffnungen, vermutlich vergeblich.[14] Eine Brühe aus Stammzellen wird einen Muskelriss nicht ohne Weiteres heilen können. Die meisten Ansätze scheiterten bereits im Tierversuch.

Lasertherapien konnten bisher bei Prolapsbeschwerden ebenfalls kaum überzeugen – dies gilt aber nicht für ihre Wirkung bei Stressharninkontinenz und laxer Scheide (mehr dazu in Kapitel 3.2 und 3.4).

Die Effekte des Kegeltrainings bleiben ebenfalls überschaubar. Der US-amerikanische Urologe Dr. Arnold Kegel hat schon in den 1940er-Jahren die nach ihm benannten Übungen zur Therapie von Schwächen im Beckenboden empfohlen. Im Netz werden verschiedene Arten von Kegelgewichten (cones) dafür angeboten. Trainiert wird mit unterschiedlich schweren Vaginal-»Kegeln«, die wie Tampons aus Silikon aussehen, mit einem dickeren Ende für besseren Halt. Die Frauen versuchen, immer schwerere Kegel in der Scheide festzuhalten.

Als bewährt darf man die Elektrotherapien bezeichnen. Die weiteste Verbreitung hat die **EMS** als **E**lektrische **M**uskel-**S**timulation. Sie reizt mit elektrischem Strom die Nerven, die dann ihre Impulse an den Muskel weitergeben. Hingegen stimuliert die **EMA** als **E**lektrische **M**uskel-**A**ktivierung die Muskelfaser direkt. In beiden Fällen geht es darum, Muskeln zu einer Kontraktion, einem Zucken oder Zusammenziehen, zu animieren.[15] Das ist nicht zuletzt deshalb hilfreich, weil solche Reize die Betroffenen überhaupt erst einmal spüren lassen, welche Muskeln noch zucken können, denn sie können Übungen oft deshalb nicht umsetzen, weil sie nicht wissen, wie welche Muskeln angesteuert werden müssen.

Wer unter Elektrotherapie, Elektrostimulation oder anderen einschlägigen Begriffen im Internet sucht, findet zahlreiche kleine, große, teure und weniger teure Geräte zur Muskelreizung und zur Übungskontrolle mittels Feedback. Es gibt von kleinen Sonden für die Scheide bis hin zu richtig großen Stühlen eine große Bandbreite für die Stimulation. Da der Markt die Klientel der beckenbodengeschädigten Frauen heftig bewirbt, droht mitunter eine regelrechte Abzocke. Wichtig ist daher die Anleitung etwa von Physiotherapeuten oder Physiotherapeutinnen oder aus Beckenbodenzentren: Dies kann vor teuren Fehlinvestitionen bewahren. Nach Sichtung umfangreicher wissenschaftlicher Artikel und intensiver Recherche lautet mein Fazit: Physiotherapie, Pessare und Elektrostimulation in Kombination miteinander und mit verschiedenen Formen von Biofeedbackmethoden sind inzwischen bewährte und effektive Maßnahmen, um Senkungsbeschwerden nach einer vaginalen Geburt lindern zu können. Schließlich sollten alle Betroffenen zum Durchhalten motiviert sein: Da Beckenbodenoperationen nicht immer erfolgreich sind und noch ungewiss ist, ob sie bis ins Alter Stabilität gewähren, heißt dies für jüngere Frauen: Konservative Maßnahmen sind, solang es geht, die bessere Wahl.

Prolapschirurgie: Wie kam es zum Boom der Kunststoffnetze?

Schon vor mehr als 150 Jahren wurden die ersten Operationsverfahren zur Prolapstherapie eingeführt. Allerdings blieben die Erfolge oft hinter den Erwartungen zurück. Das erklärt, warum sich die Operationspraxis am Beckenboden vor wenigen Jahrzehnten massiv zugunsten der synthetischen Netze verschoben hat: Schon immer gab es in der Prolapschirurgie hohe Rückfallraten: 30 oder sogar 40 Prozent der Frauen wollten oder mussten sich nach Versagen des ersten Eingriffes erneut operieren lassen. Die Netze versprachen bessere Langzeitergebnisse, zu Anfang sah es gut aus – was einen beispiellosen Anwendungsboom nach sich zog.[16] Dadurch ließ man im Laufe der Zeit einige OP-Verfahren links liegen, die eigentlich hervorragende – netzfreie – Alternativen darstellten, wären sie nur bei den dafür geeigneten Patientinnen zum Einsatz gekommen. Doch etliche Beckenbodenchirurginnen und -chirurgen haben seit Beginn dieses Jahrhunderts mit Kunststoffnetzen gearbeitet. Es kam zum Wildwuchs, mancherorts wurden geringgradige Prolapserkrankungen vollkommen unnötig mit Netzen versorgt.

Insbesondere die von unten eingesetzten Netze an den Scheidenwänden neigten dazu, sich zum einen zu verhärten, sodass die versteifte, brettharte Scheidenwand oft erhebliche Schmerzen verursacht hat. Zum anderen reagierten Frauen mit einer Art Abstoßung, manche Netze kamen regelrecht durch die Scheidenwand zum Vorschein. Einige der operativen Netzentfernungen verursachten am Ende größere Schäden als die ursprünglichen Beckenbodendefekte selbst. So kam es schließlich zu spektakulären Schadensersatzprozessen in den USA, Australien und England, über die immer wieder in hiesigen Presseberichten zu lesen war. Die Geschichte endete damit, dass solche Netze vor allem in den genannten angloamerikanischen Staaten gänzlich vom Markt genommen wurden.[17] Zum Schaden der Frauen, denn ohne Netze geht es in einigen Konstellationen nicht. Bei aller Vorsicht sollten die Netze deshalb differenziert betrachtet werden: Als weit weniger problematisch erwiesen sich Netze, die bei Operationen durch die Bauchdecke im Becken eingenäht worden sind. Viele Netze haben daher ihre Berechtigung.

Die Verbote haben indessen zu einer Reaktion geführt, die ebenfalls unbefriedigend ist: Denn wenn Netze nun tabu sind, kommt es wieder vermehrt zu Rückfällen, wie sie vor dem Netzboom zu beklagen waren. Mithin gibt es kein eindeutiges Ja oder Nein, wenn es um die Netze geht. Eines gilt es jedoch zu berücksichtigen: Frauen im mittleren und jüngeren Alter sollten größere Vorsicht walten lassen, argumentiert zum Beispiel Prof. Dr. med. C. Hampel vom Marien-Hospital Erwitte in einem Fachaufsatz:[18] »Je länger die Lebenserwartung der Patientin, umso unseriöser ist die Prognose über das Schicksal des implantierten alloplastischen Materials ... und sexuell aktive junge Menschen gehören oft zu den bemitleidenswertesten Opfern von Netzkomplikationen.« Eine Übersichtsarbeit zu Netzeinlagen ergab, dass die Frauen vor allem über Schmerzen und Beeinträchtigungen beim Sex klagten, dass es zu Zug- und Zerrschmerzen durch Verhärtung der Netze kam oder sie durch die Scheidenwand durchbrachen.[19] Folglich sollten Netze gemieden werden, wenn noch ein Kinderwunsch besteht, wenn es zuvor schon Netzkomplikationen gab, wenn die Frau zu vaginalen Infektionen neigt, wenn gleichzeitig am Darm korrigiert werden muss, wenn die Frau raucht, an Diabetes leidet, ihr Immunsystem schlecht oder sie sexuell aktiv ist.[20, 21] Darüber muss aufgeklärt werden.

Es gibt zudem neue, innovative Versuche, haltbare körpereigene Materialien als Netzersatz einzuführen. Hierfür wird derzeit eine Sehne aus dem Oberschenkel erprobt, die bereits seit Jahren von Orthopäden als Ersatzmaterial für Kreuzbandoperationen am Knie eingesetzt wird.[22] Ich war dabei, als das

Verfahren erstmals auf einem Kongress vorgestellt wurde und die anwesenden Urogynäkologinnen und Urogynäkologen die Operation per Video live verfolgen konnten. Die Erfahrungen damit reichen bis 2018 zurück und sind bislang positiv. Allerdings ist dies noch keine lange Zeit in der Prolapschirurgie und das Verfahren immer noch in der Experimentierphase.

Prolapschirurgie: Hängen Sie an Ihrer Gebärmutter?

Vor jeder POP-Operation sollten sich Frauen fragen: Muss die Gebärmutter entfernt werden oder nicht? Es gab eine Zeit, da nahezu jede Frau ihre Gebärmutter hergeben musste, die über Beschwerden im Unterbauch klagte. Inzwischen ließ sich zeigen, dass dies keineswegs verlässlich zu besseren Ergebnissen beiträgt, dass im Gegenteil Frauen über deutlich mehr und intensivere Störungen ihres sexuellen Erlebens klagen, wenn das geschieht.

Exkurs: Struensee und die schwangere Königin

Ich verweise zum besseren Verständnis auf den in vielerlei Hinsicht bemerkenswerten Roman *Der Besuch des Leibarztes,* dessen Handlung im 18. Jahrhundert angesiedelt ist. Der Autor Per Olov Enquist fiktionalisiert darin die Geschichte um den Arzt und Reformer Johann Friedrich Struensee und dessen tragisches Liebesverhältnis zur dänischen Königin. Im Roman zeigt sich die Königin während ihrer Schwangerschaft als höchst erregbar, ihre Lust ist kaum zu bremsen, sie will praktisch täglich Sex mit Struensee.[23] Das ist nicht nur in Romanen so: Frauen haben während der Schwangerschaft oftmals nicht nur mehr Lust auf Sex, sondern zugleich intensivere Orgasmen – unter anderem weil die Genitalregion, vor allem die Gebärmutter, stärker durchblutet ist. Dänische Hebammen empfehlen sogar, dies aktiv medizinisch auszunutzen: Möglichst viele Orgasmen während der Schwangerschaft seien ein probates Mittel, um die Wehen während der Geburt erträglicher zu gestalten.[24]

Im Rahmen der Aufklärung über die operative Gebärmutterentfernung wird die Bedeutung der Gebärmutter für die sexuelle Lust mitunter sogar bestritten. Das führt Patientinnen zu der Annahme, es sei »eh egal«. Im Gegenteil: Die Vorstellung, dieses durch die Scheide herausfallende Organ operativ zu entfernen, scheint intuitiv plausibel. Ich erinnere mich, dass mir eine ältere Kollegin vor Jahrzehnten schilderte, wie sie ihren Uterus verlor. Der Arzt habe sie gefragt: »Hängen Sie an Ihrer Gebärmutter?« Sie sagte »Nein« – und umstandslos wurde der Operationstermin fixiert. Mir als junger Ärztin war damals nicht klar, dass seinerzeit viele Frauen auf ähnliche Weise überrumpelt wurden. Die Gebärmutter wirkt in dieser Episode wie ein gebrauchter Topf: Wenn frau nicht mehr daran hängt, soll das olle Teil halt weg.

Das hat sich erfreulicherweise geändert, nicht zuletzt, weil sich Patientinnen selbst dagegen aufgelehnt haben; in den USA werden derzeit aber immer noch 13 Prozent dieser OPs einzig wegen Prolapsbeschwerden vorgenommen. Die US-amerikanische HERS Foundation setzt sich auf ihrer Webseite intensiv mit den negativen Folgen einer leichtfertigen Gebärmutterentfernung auseinander.[25] Dazu zählen insbesondere vielfältige Emotionen und Empfindungen, die mit sexuellem Erleben und Lust zu tun haben und die durch die Entfernung der Gebärmutter verloren gehen. Auf der Webseite lesen Frauen von Erfahrungen derer, die ihr Organ haben hergeben müssen. Inzwischen dokumentieren zunehmend mehr wissenschaftliche Arbeiten Vorteile für das Sexualleben, wenn die Gebärmutter erhalten wird, und hinterfragen den Nutzen einer Gebärmutterentfernung.[26, 27] Der Wunsch zur Uterusentfernung rührt von der falschen und widerlegten Vorstellung her, das Organ »drücke« aufgrund seines Gewichtes nach unten. In einem aufschlussreichen Aufsatz von 2019 räumen deutsche und polnische Forschende ein, dass das Operieren zwar komplizierter wird, soll die Gebärmutter erhalten bleiben.[28] Allerdings habe das Vorteile für das sexuelle Erleben, wie sie ebenfalls zugeben: »Hysterosakropexy founds its indication particularly in young patients, as it spares the uterus and does not negatively affect the quality of sexual life.«

Insiderkenntnisse sind für Frauen von Vorteil, das lässt sich nicht zuletzt am Beispiel der Gebärmutterentfernung ablesen. Ärzte aus Bellinzona schrieben schon 1997 im *Britischen Ärzteblatt* in einem Leserbrief, dass ihren Beobachtungen zufolge 15,7 Prozent der weiblichen Patienten eine Hysterektomie erhalten hatten, dass diese Rate aber nur 9,96 Prozent unter Ärztinnen betrug und nur 8,45 unter Ehefrauen von Rechtsanwälten.[29] Wer sich auskennt, der vermeidet, was schadet. Es wundert mich aufgrund meiner Recherchen zu den Prolapsoperationen nicht im Mindesten, dass Ärztinnen seltener bei sich selbst die Gebärmutter entfernen lassen. Auch die Partnerinnen von Rechtsanwälten ahnen womöglich aufgrund der Klagen, die ihre Männer verhandeln, was einem dabei blühen kann.

Prolapschirurgie: Löst endlich das Levatorproblem!

Ich habe gelernt – und dies ist die herrschende Meinung in der Urogynäkologie –, ein vom Schambein abgerissener Levatormuskelast ließe sich nicht mehr erfolgreich annähen, antackern, oder ankleben. Allerdings hat die Arbeitsgruppe um Prof. Dr. med. Frederic Ris, Chefarzt der Viszeralchirurgie an der Universitätsklinik in Genf, Erfahrung darin gesammelt, abgerissene Levatormuskelzüge wieder anzunähen.[30] Ris hat hierfür eine alte Reparaturmethode wiederbelebt und praktiziert dies bereits länger – bisher jedoch, ohne dass es weithin bekannt geworden ist. Ich habe ihn dazu befragt, und er beschreibt, dass er auf das Levatorproblem aufmerksam wurde, weil die Mittellinie nach einem Abriss verzogen ist, wenn er den Beckenboden von außen betrachtet. Das lässt sich auf den Fotos, die er in seinen wissenschaftlichen Arbeiten veröffentlicht hat, nachvollziehen. Etliche Urogynäkologen und Urogynäkologinnen, die sich die Operation angeschaut haben, zeigen sich beeindruckt. Es muss allerdings geprüft werden, ob andere diese Methode ebenfalls umsetzen können – die Erfahrungen an einem einzigen Zentrum reichen nicht, um dieses Verfahren zu empfehlen. Außerdem gibt es keine langfristig dokumentierten Nachbeobachtungen. Aber das Problem ist altbekannt: Bereits auf der Gynäkologentagung in Salzburg im Jahr 1909 hieß es: »Es ist umso mehr zu verwundern, dass die Levatornaht als typische Operation des Prolapses gerade in Deutschland nicht mehr Verbreitung gefunden hat«, so steht es im Kongressbericht von damals.[31] Das ist mehr als ein Jahrhundert her, und doch ist die Chirurgie in Sachen Levator nicht wesentlich vorangekommen. Allerdings bemühen sich inzwischen immer mehr Beckenbodenchirurginnen und -chirurgen auch hierzulande, eine Lösung für Levatoravulsionen zu finden. Einige waren schon in Genf und haben sich die Operation vorführen lassen.

3.2 Kein Pipifax – Harninkontinenz

> 93.000 Tonnen Restmüll entstehen jedes Jahr in Deutschland durch den Einsatz von Inkontinenzprodukten – das entspricht dem Gewicht von ca. 489 Blauwalen.[1]

Die britische Schauspielerin Kate Winslet hat 2015 in der Graham Norton Show eingestanden, nach den Geburten – eine davon per Kaiserschnitt – ihrer drei Kinder harninkontinent zu sein.[2] Beim dritten Mal niesen sei »Game over«. Frauenzeitschriften feiern sie dafür:[3] »Das war verdammt cool. Denn es zeigt so vielen Frauen, die mit ihrem Körper nach der Geburt hadern, dass auch glamouröse, sexy Superfrauen mit diesen Problemen zu kämpfen haben.«

Es gibt andere Beiträge im Netz, die die eher düstere Seite thematisieren, etwa in der Online-Zeitschrift *Emotion*.[4] »Demütigend« sei es, schreibt dort eine Betroffene, stets das Gefühl zu haben, nicht gut zu riechen, unsexy zu sein, dazu komme das erniedrigende Gefühl beim Entsorgen des Vorlagenmülls. Damit fertig zu werden, dass der Beruf eventuell nicht mehr ausgeübt werden kann, ständig zu verdrängen, woran einen so vieles doch Tag für Tag erinnert.

Der Hebammenverband in Baden-Württemberg will das nicht so sehen. Unter der Überschrift »Drohgebärde Inkontinenz« prangern dort Hebammen an, durch die Medien »spuke« die Verbreitung der Angst vor Inkontinenz, um dem Kaiserschnitt etwas Positives abzugewinnen.[5] Inkontinenz sei nur früher ein Problem gewesen, als Frauen noch lange in der Schwangerschaft körperliche Schwerstarbeit geleistet, viel gestanden und einmal im Jahr geboren haben. Inzwischen leben wir in besseren Zeiten. »Wir Frauen« seien heutzutage mit »mehr körperlicher Spannkraft ausgestattet«. Unser beruflicher Alltag habe nichts von der Härte der früheren Jahrhunderte. Das ist leider falsch. Harninkontinenz ist kein Spuk, keine Drohgebärde der Medien. Im Gegenteil, Blasenschwäche ist mehr denn je Realität: Schon ab dem 40. Lebensjahr muss sich jede vierte Frau mit einer unappetitlichen Blasen-»Schwäche« auseinandersetzen.[6]

Warum wissen nicht nur die Hebammen, warum wissen so viele so wenig darüber? Mehr als 70 Prozent der Frauen, die im ersten Jahr nach einer Geburt eine schwere körperlich wie psychisch belastende Inkontinenz entwickeln, fragen bei ihren Arztbesuchen nicht deswegen um Rat.[7] Einerseits hält ihre Scham sie davon ab, das heikle Thema anzusprechen, andererseits wird ihnen vermittelt, das sei eben »normal« nach einer Geburt, ein unausweichliches Schicksal. Einige erkundigen sich dennoch offensiv bei Altersgenossinnen, die ebenfalls gerade ein Kind bekommen haben. Allerdings müsse frau meist »ziemlich nachbohren«, bis sie ehrliche Antworten erhalte, erzählen mir Betroffene. Eine davon, die die Körpersprache von Menschen aufmerksam analysiert hat, schilderte mir, wie sie Inkontinenz erkenne. Zusammengekniffene Oberschenkel sind so ein Signum, kein herzhaftes Lachen mehr, das Kind wird erst hochgehoben, wenn frau sorgfältig und langsam die richtigen Muskeln angespannt hat, um nicht versehentlich durch einen plötzlichen Ruck nass zu werden. »Ich kann es sogar an der Art, wie sie aus einem Sessel aufstehen, beurteilen.« Ihr Interesse daran war geweckt worden, weil sie sich selbst immer neue Tricks für einen besseren Blasenverschluss zurechtlegte: »Ich dachte mir, ich könne nicht die Einzige sein, und fing an, meine Umgebung genauer zu beobachten.«

Drang, Überlauf, Stress – wann wird es warum nass?

Harninkontinenz ist nicht selten, ein Viertel bis ein Drittel der Schwangeren muss nach einer Geburt damit rechnen, unkontrollierbar Urin zu verlieren.[8] In etwa der Hälfte der Fälle ist dies auf eine Belastungsinkontinenz zurückzuführen, seltener sind die Dranginkontinenz oder eine Mischung aus beidem. Was verbirgt sich dahinter? Die Harnblase ist gleichsam ein Sammelbehälter für den Urin, der über die Harnleiter aus den Nieren dorthin gelangt. Sobald sie voll ist, spüren wir automatisch den Drang, zur Toilette zu gehen und sie zu entleeren. Finden wir keine oder haben wir keine Zeit, können wir uns das Wasserlassen »verkneifen«, der Verschluss hält bei einer gesunden Frau dicht und einem hohen Druck stand. Aufgrund der Schwächung der Muskulatur der Harnröhre und hormoneller Veränderungen nach einer vaginalen Geburt schließt die Blase bei manchen nicht mehr dicht. Kommt unvermittelt Anstrengung dazu – beim Pressen, Luftanhalten, Niesen, Lachen, Husten und Heben von schweren Gegenständen –, läuft Urin unkontrolliert aus der Blase über die Harnröhre nach außen. Das können Tröpfchen sein, das kann ein Schnapsglas voll sein, das kann mehr sein, wenn die Blase gut gefüllt ist. Dies hieß früher Stressinkontinenz, heute hat sich unter Fachleuten der Begriff der Belastungsinkontinenz eingebürgert. Der Name trifft es, da wir bei Belastung die Bauchpresse ziemlich unvermittelt, ruckartig anspannen.

Davon zu unterscheiden ist die Dranginkontinenz, die sich durch das Gefühl eines unaufschiebbaren Dranges, Wasser lassen zu müssen, äußert – obwohl sich kaum Urin in der Blase befindet. Viele kennen die Dranginkontinenz, weil sie schon einmal eine Blasenentzündung hatten – intensiver und häufiger Sex mit einem neuen Partner oder falsche Intimhygiene können der Grund sein, dass zum Beispiel Darmbakterien in die Blase vordringen. Das Wasserlassen schmerzt insbesondere, wenn die letzten Tröpfchen herausgepresst werden sollen. Eine Dranginkontinenz nach Geburten kommt eher selten vor. Dieser Drang hat seine Ursache nicht in einer Infektion und lässt sich infolgedessen nicht einfach mit Antibiotika abstellen. Die Störung kann von einer Schädigung des Pudendusnervs herrühren, der auch die Blase mitkontrolliert. In diesen seltenen Fällen fühlen sich die Frauen jede Stunde zur Toilette gedrängt, müssen nachts ständig aufstehen, bekommen kaum Schlaf, sind völlig übermüdet und total erschöpft. Schließlich gibt es noch Mischinkontinenzformen. Dann leiden die Betroffenen sowohl unter Drang- als auch unter Belastungsinkontinenz. Wichtig zu wissen: Nach einer Geburt ist die Belastungsinkontinenz am häufigsten, ist sie isoliert, lässt sie sich zudem gut behandeln. Die Therapie sollte nicht allzu lange hinausgezögert werden, da bei langjährig bestehender Belastungsinkontinenz häufig eine Dranginkontinenz hinzukommt. Das hat damit zu tun, dass die Betroffenen stets vorsorglich zur Toilette gehen. Dadurch wird die Blase immer kleiner, sie schrumpft, weil sie nie mehr eine große Menge Urin halten muss und dadurch gedehnt würde.

Pudern, kneifen, sitzen bleiben – die Strategien der Inkontinenten

Um den Harndrang möglichst zu vermeiden, neigen die Betroffenen außerdem dazu, nicht so viel zu trinken – was keine gute Idee ist, denn so geraten sie in Gefahr »auszutrocknen«. Viele versuchen zudem, unwillkürliche Anspannungen im Bauchraum zu vermeiden: Lachen, Niesen, Husten, Heben. Diese Frauen tollen nicht spontan mit ihren Kindern herum, sie lassen Sport Sport sein und treffen wo immer möglich Vorsichtsmaßnahmen. Die einen laufen nur einsame Strecken beim Joggen, sodass sie sich im Falle des Falles hinter einen Busch hocken können. Die anderen haben eine App, die ihnen die nächstgelegenen öffentlichen Toiletten anzeigt. Bemerken Frauen, dass sie selbst öfter als andere Toiletten aufsuchen müssen, suchen sie stets nach Ausreden – »Ich pudere mir eben noch die Nase« –, niemand spricht es offen aus. Sie versuchen, mit Vorlagen und ihren »kleinen Tricks« klarzukommen. Nicht zu vergessen die desaströse Wirkung auf das Selbstwertgefühl. Alle wissen, dass Urin riecht, und die Angst, selbst duftende Vorlagen könnten dies nicht überdecken, tickt stets im Hinterkopf herum.

Wenn mehr als zwei Drittel der Frauen ihre Inkontinenz nach der Geburt nicht in der ärztlichen Sprechstunde offenbaren, spricht das Bände und heißt nicht zuletzt, dass sie von dort keine Hilfe erwarten. In diese Lücke stößt der Windelhöschenmarkt. Blasenschwächeslips sind mit Angaben versehen, wie viel Milliliter Urin sie sicher aufnehmen. Der steigende Absatz belegt, wie groß die Not eigentlich ist. Wer bei diesen börsennotierten Unternehmen investiert hat, macht Gewinn. Auf den Verpackungen findet sich stets der Hinweis »diskret«, denn diskret soll es zugehen, wenn die Produkte geliefert werden. Sagt das nicht schon genug darüber, wie schambehaftet das Thema ist? Vor allem jüngere Frauen machen inzwischen Inkontinenzeinlagen zum lukrativen Verkaufsschlager: Da gibt es eben nicht nur die »Seni-Windelhose« für ältere Patientinnen (und man weiß nicht, ob »Seni« für senil oder Seniorin stehen soll) im Sortiment. Da werden inzwischen »feminine Pants« für die Jüngeren angeboten. Ob parfümiert oder superschmal für Tangas – wer Vorlagen kauft, soll sich eher im Sexshop statt im Sanitätshaus wähnen. Ein Hersteller für Blasenschwäche-Produkte präsentierte erstmals 2019 auf der Fashion Week in Berlin sexy schwarze Unterwäsche für inkontinente Frauen.[9]

Von Betroffenen erfahre ich, warum die Werbung sie wütend macht. Hier werde so getan, kritisieren sie, als ließe sich ein derart beschämendes Versagen fundamentaler Körperfunktionen mit Höschen beheben, die sexy aussehen. Als wäre die Inkontinenz verschwunden, wenn nur das Muster der Unterwäsche stimme oder genügend Auffangmull im Schritt gewährleiste, dass wenigstens Hose oder Rock trocken blieben. »Diese Werbung verhöhnt uns«, sagte mir eine beckenbodengeschädigte Frau. Sie denke stets daran, dass der Wunsch nach einem sexy Wäscheteil eigentlich hieße, sich dem Partner, der Partnerin lustvoll präsentieren zu wollen. Wie solle sie daran denken, wenn in ihrem Kopf die Angst herumspuke, schon beim Vorspiel Urin zu verlieren?

Was sagt die Wissenschaft?

Rechtzeitig Risiken zu erkennen, ist bei der Harninkontinenz vor allem wegen der Langzeitprognose von Bedeutung. Blasenschwäche kann nach der Geburt zum Dauerproblem werden, wie vor einigen Jahren die Epidemiologin Christine MacArthur von der Universität Birmingham zeigte: Ihr Team hatte das Schicksal von 3.763 Frauen über viele Jahre nach der Geburt verfolgt. Von denen, die drei Monate danach noch über Urininkontinenz berichtet hatten, waren mehr als drei Viertel (76,4 Prozent) noch zwölf Jahre später harninkontinent.[10] Die Beschwichtigungsformel »Das vergeht wieder« hat folglich keine rationale Grundlage.

Wen trifft es am ehesten? An einer ähnlichen Longitudinalstudie wie der von MacArthur nahmen 479 Erstgebärende mit postpartaler, also nachgeburtlicher Harninkontinenz teil.[11] Aus der Datenauswertung geht hervor, dass offenbar die Dauer der Austreibungsphase während einer Geburt die lebenslange Prognose erheblich beeinflusst: Wenn die Schwangere nach vollständig eröffnetem Muttermund das aktive Pressen beginnt und dies dann länger als eine Stunde währt, ist das Risiko, dass die Harninkontinenz für mindestens zwölf Jahre nach der Geburt fortdauert, mehr als 3,5-fach höher, als wenn die Pressphase kürzer ist. Als einer der Hauptrisikofaktoren für die postpartale Harninkontinenz – und deren Fortbestehen – gilt die bereits während der Schwangerschaft auftretende vorgeburtliche Harninkontinenz. Will heißen: Verliert eine Frau schon vorher unwillkürlich Urin, hat sie ein hohes Risiko, dass dies nach der Geburt ebenso der Fall sein wird. So errechneten Forschende aus 20 einschlägigen Studien mit mehr als 25.000 Teilnehmerinnen, dass sich das Risiko einer nachgeburtlichen Inkontinenz mehr als verfünffacht, wenn bereits vor der Geburt unkontrolliert Urin abgeht.[12] Neben einigen anderen mütterlichen Risikofaktoren ist laut einer bevölkerungsbasierten Studie aus Brasilien »unzweifelhaft« das Alter der Mutter zu nennen. So hatten Schwangere im Alter von über 30 Jahren im Vergleich zu denen unter 20 ein mehr als doppelt so hohes Risiko für eine Harninkontinenz.[13] Das ist nicht nur in Südamerika so, ähnliche Beobachtungen macht man weltweit, auch in Europa.

Zu den kindlichen Risikofaktoren einer Harninkontinenz nach der Geburt zählt vor allem das Geburtsgewicht des Kindes. Eine kürzlich publizierte, besonders sorgfältig berechnete Analyse von 57 Studien belegt zum einen eine Risikoerhöhung bei einem Geburtsgewicht des Babys von mehr als 4.000 Gramm.[14] Für den weit häufigeren Fall, dass das Neugeborene »nur« schwerer als 3.500 Gramm ist, muss die Mutter ebenfalls, wenn auch nicht mit ganz so hoher Wahrscheinlichkeit, mit einer Harninkontinenz nach der Geburt rechnen. Die Wissenschaftler werten dies als »Dosis-Wirkungs«-Zusammenhang und damit als plausiblen Hinweis für einen ursächlichen Zusammenhang, eine echte Kausalität: Je schwerer das Kind, desto eher manifestiert sich ein Schaden an der Blase.

»Wir sind nicht nur als Urogynäkologen, sondern auch als Geburtshelfer gehalten, diesen Risiken Rechnung zu tragen«, hält Dr. med. Thomas Fink, Leiter des Beckenbodenzentrums des Sana-Klinikums in Berlin, fest, »und unsere Arbeitsgemeinschaft tut das auch.« Gemeint ist die Arbeitsgemeinschaft Urogynäkologie und Beckenbodenrekonstruktion (AGUB), die in einer Stellungnahme betont, dass sie sich aus wissenschaftlicher Sicht in der Pflicht sehe, auf die gesellschaftlichen Veränderungen – höheres mütterliches Alter und höheres Geburtsgewicht – zu reagieren und über Aspekte einer den Beckenboden schützenden Geburtshilfe zu informieren. Diese Hochrisikokollektive könnten aufgeklärt werden und sich über eine elektive Sectio – einen geplanten Kaiserschnitt – beraten lassen.

Wenn es also Frauen gibt, die klar erkennbar mit einem hohen Risiko in eine Geburt gehen, müssen sie erfahren, dass sie womöglich sicherer sind, wenn sie Plan B wählen, da der Kaiserschnitt das Risiko senken kann. In einer Vergleichsuntersuchung der Johns Hopkins University in den USA war nach im Mittel fünf Jahren Nachbeobachtungszeit bei Frauen, die ausschließlich per Kaiserschnitt entbunden hatten, das Risiko, eine Belastungsinkontinenz zu entwickeln, weniger als halb so groß wie dasjenige von Frauen, die mindestens einmal vaginal entbunden hatten.[15] Ähnliche Reduktionen des Risikos um die Hälfte bestätigen große Reviews und Metaanalysen. Gerade wenn bereits in der Schwangerschaft Zeichen einer Blasenschwäche auftreten, sollten Frauen wissen, dass der Kaiserschnitt selbst dann noch die Wahrscheinlichkeit einer späteren Belastungsinkontinenz senkt.

Effektiver Langzeitschutz

Betonen möchte ich hier Resultate der EPINCONT-Studie mit über 15.000 Frauen: Die belegen, dass nicht die Schwangerschaft allein, sondern vor allem die vaginale Geburt als solche hohe Risiken birgt: Frauen ohne Kinder haben nämlich das geringste Risiko für eine Belastungsinkontinenz, gefolgt von Frauen, die per Sectio entbunden haben. Das höchste Vorkommen findet sich nach natürlichen, vaginalen Geburten.[16] Es ist mithin nicht so, dass allein die Schwangerschaft als solche die Harnblase belastet. Denn EPINCONT zeigt klar, dass die natürliche Geburt – und hier immer am ehesten die mit Komplikationen behaftete – ein eigenständiges Risiko für Harninkontinenz mit sich bringt. Selbst Schwangere, die zuvor nie harninkontinent waren, die es auch in der Schwangerschaft nicht werden, können es nach der Geburt sein und bleiben, wenn ungünstige Konstellationen zusammenwirken.

Oft kommt der Einwand, dass Frauen auch nach Kaiserschnitt harninkontinent werden könnten oder andere Schäden davontragen – ist er also doch kein Schutz für die besonders Gefährdeten? Hier gilt es zu differenzieren: Manche Studien zeigen, dass nach einer natürlichen Geburt etwa ebenso viele Frauen stressinkontinent waren wie nach einer natürlichen Geburt, die sich zu lange hinzog und mit einem Kaiserschnitt beendet worden war. Jedoch kam eine Blasenschwäche nach einem geplanten Kaiserschnitt – ohne den vorhergehenden Versuch, natürlich zu gebären – dreimal so selten vor.[17] Bei einem sich lange hinziehenden Geburtsvorgang wird bereits permanent erheblicher Druck auf die Muskeln, Nerven und andere Gewebestrukturen des Beckenbodens ausgeübt. Sie werden in dem Fall ebenso schlecht durchblutet oder direkt geschädigt und dies oft genauso lang wie bei einer natürlichen Geburt, die nicht mit einem Kaiserschnitt beendet wird. Hier bringt also der späte oder zu spät vorgenommene Kaiserschnitt keine Entlastung.

Lange kam der Einwand, die Vorteile eines Kaiserschnittes für die Blasenfunktion würden sich später im Leben wieder angleichen – der Alterungsprozess würde quasi alles nivellieren, der Kaiserschnitt wäre nur ein vorübergehender Schutz. So ist es nicht, in puncto Harninkontinenz ist das Alter ebenso wenig der große Gleichmacher wie beim Prolaps. Der Schutzeffekt des Kaiserschnittes bleibt erhalten: Das Team um die Professorin

Maria Gyhagen von der Sahlgrenska-Universitätsklinik in Göteborg konnte zeigen, dass eine Sectio im Vergleich zur vaginalen Geburt mit einer 30-prozentigen Verringerung einer Harninkontinenz und mit einer bis zu 52-prozentigen Verringerung von besonders schwerwiegenden Harninkontinenzsymptomen einherging – und zwar unabhängig vom Alter.[18]

Minimale OP-Eingriffe helfen

Eine gute Nachricht ist, dass speziell die Belastungsinkontinenz recht erfolgreich behandelt werden kann, wenn konservative Maßnahmen versagen. Sie lässt sich nachhaltig und komplikationsarm mit dem sogenannten TVT-Band – tension free vaginal tape – lindern oder sogar beheben. Normalerweise sind die Beckenbodenexpertinnen und -experten inzwischen zurückhaltend, wenn es darum geht, Kunststoffnetze bei jüngeren Frauen einzusetzen. Aber beim TVT verhält es sich anders. Es ist lange erprobt worden, hat Erfolgsraten von 80 bis 90 Prozent, wobei unter Erfolg tatsächlich beschwerdefrei, also kontinent, zu verstehen ist. Die Langzeitergebnisse sind für bis zu 17 Jahre dokumentiert, die Komplikationsraten gering. Einschlägige Leitlinien sehen das TVT deshalb als den absoluten Goldstandard für die Therapie an.[19]

Es gibt Varianten, die ähnliche Erfolgsraten aufweisen. Erfahrene Urogynäkologinnen und -gynäkologen wählen daraus das Verfahren, das sie am besten beherrschen. Was mich am meisten überzeugte, ist eine Untersuchung unter Mitarbeiterinnen im Gesundheitssystem, die wir für besser informiert halten dürfen als den Durchschnitt der inkontinenten Frauen. Am populärsten unter diesen Studienteilnehmerinnen war das TVT-Band.[20] Dies war so, obwohl zuvor in England – wo diese Antworten erhoben wurden – äußerst negative Nachrichten über synthetische Bänder zum Einsatz bei Blaseninkontinenz durch die Medien gegangen waren.

Für all jene, bei denen konservative Therapien versagen, bei denen jedoch noch keine Operation notwendig ist, eröffnet die Lasertherapie neue Möglichkeiten. Die hat zwar das Label »Scheidenverjüngung« und genießt daher eher einen zweifelhaften Ruf. Allerdings zeugen immer mehr Studien von der wachsenden Bedeutung des Verfahrens bei Inkontinenz. Noch sind die Resultate von gemischter Qualität, Langzeitbeobachtungen fehlen völlig. Allerdings weist die Lasertherapie einer Studie zufolge vergleichbare Erfolge wie die Standardoperation mit einer TVT-Bandeinlage auf.[21] Daher sehen manche Expertinnen und Experten den Laser inzwischen als echte Alternative, zumindest bei geringgradiger Belastungsinkontinenz. In Deutschland hat Dr. med. Andrzej Kuszka, Chefarzt der Frauenklinik in Preetz, erste positive Resultate der Lasertherapie publiziert.[22]

3.3 Die große Scham – Stuhlinkontinenz

»I can confirm postpartum life is 90 %
better when you don't rip to your butthole.«
Chrissy Teigen

Von den drei Schwachstellen im Beckenboden einer Frau ist der Darmausgang eine besonders heikle. Höhergradige Dammrisse (OASIS) und die damit verbundene Stuhlinkontinenz sind nach Geburten oft am allerschwersten zu ertragen. Beim Wort Stuhlinkontinenz versagt bei den meisten Menschen die Vorstellungskraft. Am ehesten macht sich noch eine Vorstellung davon, wer im Rahmen einer Reisediarrhö so starken Durchfall hatte, dass er nicht rasch genug zur Toilette kam. Allerdings ist selbst in diesem Fall die Empfindung noch intakt – der Durchfallpatient spürt genau, was vor sich geht, wenn »es passiert«, was versagt, ist »nur« der Verschluss. Das ist bei Inkontinenz infolge einer Geburt nicht immer so. Mitunter geht etwas völlig unangekündigt, und ohne es zu spüren, »in die Hose«. Solche Frauen gehen mit dem Baby spazieren, kommen nach Hause und stellen beim ersten Gang auf die Toilette fest, dass ihr Slip braun verfärbt ist. Es fehlt an plastischen Beschreibungen, um die Dinge beim Namen zu nennen, die Medizin drückt sich davor, Klartext zu sprechen: »Wenn Winde unwillkürlich abgehen« oder »Stuhlschmieren« sind vorsichtige und letztlich euphemistische Umschreibungen von Anal- oder Stuhlinkontinenz, die wenig vom Alltag der Betroffenen ahnen lassen.

Der Ausdruck »Analinkontinenz« oder »anale Inkontinenz« ist der umfassendste. Er betrifft alle Grade und schließt leichte Ausprägungen mit ein, etwa die, Darmgase nicht zurückhalten zu können. Stuhlinkontinenz oder Fäkalinkontinenz meint hingegen, dass flüssiger oder fester Darminhalt nicht mehr willkürlich festgehalten werden kann. Nicht jeder, dem Darmluft entweicht, ist analinkontinent, aber wer es ist, der kann sie selbst dann nicht kontrollieren, wenn er keine Blähungen hat. Längst nicht alle Menschen haben Verständnis für das Leiden, wie ein Beispiel aus dem Inkontinenz-Selbsthilfeforum zeigt, wo auch Frauen nach der Geburt Rat suchen:

»Im Übrigen rate ich dir zu etwas mehr Gelassenheit – sehr viele Menschen ›pupsen‹, wo sie gerade gehen oder stehen, und machen sich keinen Kopf darum. Nicht dass ich eine Stuhlinko Grad 1 verniedlichen will, aber ein wirkliches Problem ist dies in aller Regel nur im Kopf der Betroffenen, und behandlungsbedürftig ist das wahrlich nur sehr selten.« So zum Beispiel antwortet Teilnehmer »Chris« der Teilnehmerin »Leona«, die dort Rat und Hilfe sucht, weil ihr Darmausgang nach der zweiten Geburt ganz offensichtlich nicht mehr so dicht ist, wie er sein sollte.[1] Wer selbst betroffen ist, macht sich allerdings durchaus einen Kopf darum. Hier sollen zwei Frauen zu Wort kommen, die mir ihre Not geschildert und erlaubt haben, dies abzudrucken:

Beispiel 1: Eine Schauspielerin

»Aber das Schlimmste ist die Stuhlinkontinenz. Sie ist hässlich, sie ist zutiefst entwürdigend, und sie ist um ein Vielfaches beschämender und unaushaltbarer als die Harninkontinenz. Ich war vor der natürlichen Geburt meines zweiten Kindes (das erste wurde aus medizinischen Gründen per Kaiserschnitt geboren) kerngesund, aber seither verliere ich immer wieder Darmluft. Manchmal spüre ich gar nichts vorher. Ich lebe also in ständiger Angst, in der Öffentlichkeit in höchst entwürdigende Situationen zu kommen, weil ein ›Pupser‹ abgehen könnte und jemand das hört oder riecht oder beides. Manche denken, pupsen tun doch auch andere, aber das ist nicht dasselbe. Jeder Elternabend, jedes Treffen mit Bekannten, jeder Konzert- oder Theaterbesuch, eine Fahrt im Zug ... Alles wird zur Belastung.

Nicht nur Darmgase, auch weichen und festen Stuhl kann ich nicht zuverlässig, meistens gar nicht zurückhalten. Vom

Zeitpunkt des Signals im Bauch, das mir mitteilt, dass ich nun bald den Darm entleeren könnte, bis zum Zeitpunkt, bei dem der Inhalt unaufhaltbar entweicht, sind es meist nur zwei bis drei Minuten. Wenn die Toilette nicht in nächster Nähe ist, geht der Stuhlgang in die Hose. Da sich mein Darm in der Regel kurz nach dem Aufstehen und dann drei bis vier Stunden später nochmals entleert, verlasse ich das Zuhause erst danach. Ich bleibe so oft wie möglich in der Wohnung. Termine mache ich erst ab Mitte des Vormittags ab oder stehe bei unumgänglichen am Morgen besonders früh auf. Ausflüge mache ich nur noch sehr selten und wenn, dann fast ausschließlich mit den Kindern und der Familie. Ich erinnere mich, wie ich vor zwei Jahren einen Tagesausflug mit einer Freundin wagte. Selbstverständlich – wie immer – dick geschützt mit einer monströsen Einlage. Es war ein schöner Tag. Auf der Heimreise spürte ich plötzlich einen deutlichen Stuhldrang. Ich saß im Bus. Nur noch wenige Minuten bis zum Haus. Die paar Hundert Meter, die ich zu Fuß machte, absolvierte ich in dem für mich schnellstmöglichen Tempo. Denn: Rennen geht ja nicht, weil sonst der Urin rausläuft und der Stuhlgang womöglich auch. Ich öffnete die Tür. Mann und Kinder begrüßten mich fröhlich. Ich eilte verzweifelt zur Toilette. Bevor ich das Klo erreichte, lief mir der Stuhl über die Hosen, über die Beine, auf den Boden, auf den Toilettenrand. Ich heulte verzweifelt. Ich knallte die verschmutzte Wäsche in die Waschmaschine, wusch mich, putzte den Boden, die Toilette. Auf dem Weg zur Dusche schrie ich: ›Jetzt habe ich gerade in die Hose geschissen!‹ Meine Familie verstummte. Sie wissen, was los ist. Und sie wissen nicht, was sie dazu sagen sollen, wie alle, wie Freundinnen und auch Ärzte. Weil es nichts zu sagen gibt. Weil es einfach entwürdigend, beschämend, traurig, unaushaltbar ist. Inzwischen weiß ich, es geht mir nicht allein so, ich bin nicht die absolute Ausnahme. Ich kenne mehrere Frauen, die nach einer vaginalen Geburt die Kontrolle über ihren Darmschließmuskel verloren haben. Ich glaube, viele sind überfordert mit der Not. Und niemand erfährt, wie viele betroffen sind, denn die meisten schweigen, weil sie sich schämen, schämen und nochmals schämen.«

Beispiel 2: Eine Ärztin

»Ich war bei der Geburt des ersten Kindes 40 Jahre alt, erlebte eine ›normale‹ Entbindung, hatte laut Angabe einer Oberärztin keinen Riss im Darmschließmuskel. Verdächtig ist aber schon die Angabe im Geburtsbericht, dass es sich um einen Dammriss Grad ›2 bis 3‹ gehandelt habe. Denn eigentlich muss man zwischen Dammriss Grad 2 oder 3 klar unterscheiden. Offenbar wollte man sich jedoch nicht festlegen, weil der Unterschied bedeutsam ist, denn beim Dammriss Grad 3 ist der Darmschließmuskel verletzt, bei 2 nicht. Den Dammriss Grad 3 hätte damals das Krankenhaus melden müssen für die Qualitätsstatistik, er muss laut Leitlinie speziell chirurgisch versorgt oder genäht werden.

Nach der Entlassung erlebte ich zum ersten Mal nach zehn Tagen, dass ich beim Wickeln meines Babys komplett den Stuhl verlor. [Zuvor hatte die Betroffene dies nicht bemerkt, weil sie immer rasch zur Toilette konnte.] Der Stuhlgang funktionierte sonst immer gut, nur halten konnte ich ihn kaum. Der Stuhl ist weich, aber nicht flüssig gewesen, anfangs waren die Stuhlportionen sehr groß und wurden dann im Verlauf weniger. Ein intensives Beckenbodentraining konnte nur die leichte (ebenfalls nach der Geburt aufgetretene) Blasenschwäche lindern, nicht die Stuhlinkontinenz (was logisch ist, wenn man von einer Schließmuskelverletzung ausgeht, denn den zerstörten, durchtrennten Schließmuskel kann man nicht durch Training der Beckenbodenmuskulatur beeinflussen).

Im Laufe der Zeit besserte sich die Situation nur insofern, als dass es bei körperlicher Ruhe nicht mehr so häufig zum Stuhlverlust kam. Aber beim Joggen empfinde ich regelmäßig Stuhldrang, kann dann den Stuhl nicht halten und verliere ihn. Ich spüre den Verlust nicht direkt, bemerke nur hinterher ›die Bescherung‹, wenn alles abgegangen ist. Selbst nach zahlreichen Therapieversuchen (s. u.) ›passiert es‹ nach wie vor beim Joggen, ich laufe daher tagsüber nur im Wald, mache keine Stadtrunden mehr im Winter oder in der Dunkelheit. Denn ich muss bei Stuhldrang sofort hinter einen Busch, damit ich nicht die ganze Portion verliere. Eine kleine Menge ist aber immer schon herausgekommen, auch wenn ich den Verlust sensorisch nicht bemerke. Ich trage daher beim Joggen immer Einlagen. Aus all den Gründen kann ich mich auch nicht mit anderen Frauen zum Laufen verabreden. Längeres Einkaufen wird schwierig, ich muss immer mit Stuhlverlust rechnen, wenn keine Toilette in unmittelbarer Nähe erreichbar ist. Das alles bedeutet ›einen erheblichen Verlust an Lebensqualität‹, wie es in den dürren Worten der medizinischen Fachsprache heißt. Eine Nahrungsumstellung habe ich intensiv versucht – ohne jede Besserung. Ebenso wenig helfen mir Vaginalpessare oder Analtampons. Spezialisierte Physiotherapie, osteopathische Behandlung und Biofeedback blieben auch ohne Erfolg. Manche Experten, Urogynäkologen oder Proktologen stellten einen Riss im Darmschließmuskel fest, andere sagten, der Muskel sei nicht gerissen, also existieren offenbar widersprüchliche Diagnosen über Art und Umfang der Verletzung. Nach einer Psychotherapie kann ich zwar den Stuhlverlust besser verarbeiten, aber geändert hat sich an den Symptomen selbst seit nunmehr fünf Jahren nichts. Ich habe zwei weitere Kinder aufgrund der erlittenen Dammverletzungen per Kaiserschnitt zur Welt gebracht.«

In Internetforen, bei denen sich Mütter über ihre Geburtserfahrungen und die Beschwerden danach austauschen, finden sich derart schonungslose Berichte nicht oft. Mitunter werden sie gelöscht mit dem Hinweis, dies würde bei Schwangeren nur Panik auslösen, darauf wies mich eine der Betroffenen hin. Die Geschädigten jedoch wünschen sich, sie hätten rechtzeitig davon erfahren, hätten das Risiko vermeiden können. Stattdessen wird die Gefahr kleingeredet.

Großes Beschönigen der großen Bescherung

Ein Beispiel dafür liefert seit vielen Jahren die Bundeszentrale für gesundheitliche Aufklärung (BZgA): Hier liest frau: »Bei einer ›Stuhl-‹ bzw. ›Flatusinkontinenz‹ kann man das Abgehen von Stuhl oder Darmgasen nicht ausreichend kontrollieren. Solche Beschwerden kommen in den ersten Wochen nach der Geburt häufig vor. Wie viele Frauen genau davon betroffen sind, ist schwer zu sagen, da es vielen unangenehm ist, das Thema offen anzusprechen. In einer Studie in der Berliner Charité gab sechs Wochen nach der Geburt jede dritte Frau an, den unwillkürlichen Abgang von Darmgasen nicht vermeiden zu können, fast jede fünfte hatte gelegentlich Probleme mit der Stuhlkontrolle. Aus anderen Studien geht hervor, dass drei Monate nach der Geburt noch eine von zehn Frauen über Stuhlinkontinenz berichtete.«

Wer sich auf dieser Seite kundig macht, gewinnt den Eindruck, alles würde sich nach einer gewissen Zeit wieder fügen – als würde der Defekt von selbst verschwinden.[2] Wo nicht, beruhigt die BZgA: »Den meisten Menschen mit Stuhlinkontinenz kann geholfen werden – oft mit bestimmten Übungen und einer Ernährungsumstellung. In seltenen Fällen ist eine Operation notwendig.« Das ist geschickt formuliert, aber letztlich eine unsachgemäße Beschönigung. »Geholfen« ist eben nicht »geheilt«. Ernährungsumstellungen können helfen, flüssigen Stuhlgang zu verdicken, weil fester Stuhl eher zu halten ist, aber geheilt sind die Schließmuskeln deshalb nicht.

An diesem Punkt lässt sich klar erkennen, dass die Ausführungen der BZgA, die noch im Sommer 2021 so auf der Webseite zu finden waren, keineswegs Ross und Reiter nennen, obwohl es sich um eine Institution mit dem Gütesiegel des Bundesgesundheitsministeriums handelt. Es ist ein Beispiel unter zahlreichen anderen, die alle unisono vorgaukeln, das Problem hätte sich nach kurzer Zeit erledigt. Im Falle der Stuhlinkontinenz ist beschwichtigen ungemein wichtig. Denn viele Frauen würden aufhorchen, würde mit ihnen offen darüber geredet, dass eine natürliche Geburt unter bestimmten Umständen den Beckenboden derart grausam beschädigen kann. Zudem verhindert dies, dass die Verantwortlichen im Kreißsaal sich für die Zange, die Saugglocke, den falschen Dammschnitt oder den ungenügenden Dammschutz rechtfertigen müssen.

Mitunter ist der Stuhlgang nach der Geburt noch einige Tage unregelmäßig, die Frauen haben die Klinik schon verlassen und spüren erst später zu Hause, dass da etwas nicht stimmt – wie es die Betroffene im zweiten Beispiel geschildert hat. In solchen Fällen stellen Frauen womöglich nicht direkt den Zusammenhang mit einer Verletzung unter der Geburt her. Geduld ist hier allerdings mitnichten angebracht. Solche Fingerzeige sollten die Alarmglocken klingeln lassen und Anlass geben, den Analbereich sorgfältig zu untersuchen – nicht ohne geeigneten Ultraschall.

Zur Entlastung wird ebenfalls häufig behauptet, Verletzungen an der Schließmuskulatur seien »schicksalhaft«. Das stimmt so nicht. Das Risiko, Stuhl zu verlieren, ist im Vergleich zur unkomplizierten natürlichen Geburt mehr als siebenfach höher, wenn eine Schwangere unter der Geburt Dammrisse der Grade 3 und 4 oder OASIS erlitten hat. Das ist umso wahrscheinlicher, je eher Zange oder Saugglocke zum Einsatz kam. Wurde das Kind mit einem Kaiserschnitt zur Welt geholt, verringert sich das Risiko im Vergleich zu einer normalen, unkomplizierten Geburt um fast 50 Prozent.[3] Das heißt, der Kaiserschnitt kann gefährdete Schwangere schützen, während Hilfsinstrumente wie Zange oder Saugglocke die Gefahr um ein Vielfaches steigern. Das müssen vor allem jene Frauen bedenken, die bereits bei einer früheren Geburt OASIS erlitten hatten und ihr Risiko für die darauffolgende Geburt minimieren wollen. Das Risiko, nach der Geburt stuhl- oder analinkontinent zu werden, ist außerdem umso höher, je älter eine Schwangere ist und je mehr Kilo sie auf die Waage bringt. So berichten Studien, dass die Wahrscheinlichkeit für die Entwicklung einer Darminkontinenz nach einer natürlichen Geburt bei einer 30-jährigen Erstgebärenden im Vergleich zu einer 20-jährigen dreifach höher ist.[4, 5]

»Heimliche Verletzungen« und der Zahn der Zeit

Ärztliche Geburtshelferinnen und -helfer oder Hebammen können OASIS häufig nicht erkennen, oder sie stufen sie fälschlich als weniger schwerwiegend ein – bei bis zu jeder vierten oder fünften Patientin. Das lässt verstehen, warum sich Kliniken hernach auf den Standpunkt stellen: »Da war nichts« – kein Schaden, nirgends. Aber: 60 Prozent der Hebammen und 91 Prozent der Ärztinnen und Ärzte, die mindestens sechs Monate lang dafür ausgebildet wurden, waren nicht in der Lage, einen Dammriss Grad 3 zu identifizieren. 90 Prozent von Dammrissen Grad 3 oder 4 konnten nicht korrekt von Hebammen beschrieben werden, obwohl drei Viertel von ihnen mindestens fünf Jahre Berufserfahrung hatten – diese Zahlen aus mehreren Erhebungen nennen Wissenschaftler von der Norfolk and Norwich Universitätsklinik in England in einer Fachzeitschrift.[6]

Für übersehene tiefer gehende Dammrisse ist der Begriff »heimliche Verletzungen« oder »okkulte Läsionen« geprägt worden. Sie befinden sich unter einer äußerlich intakten Schleimhaut, der Riss scheint für das bloße Auge nicht tief zu gehen. Der Ultraschall entdeckt sie trotzdem. Vor fast 25 Jahren hat einer der prägenden und weithin bekannten Urogynäkologen in Großbritannien, Professor Abdul H. Sultan am St. George's Hospital in London, die Fachwelt mit seinen Forschungsergebnissen konfrontiert und gleichzeitig schockiert: Nach jahrelangen Untersuchungen hatte er veröffentlicht, dass verborgene Schäden am Darmschließmuskel weit häufiger vorkommen, als bis dahin angenommen wurde.[7] Er schaute sich nämlich nicht nur die Risse an, sondern verschaffte sich systematisch einen Eindruck mit Ultraschall – nicht zuletzt dort, wo oberflächlich alles passabel aussah. Seither hat sich die Diagnostik weiter verfeinert. Mittels einer Methode, die den Schallkopf in den Anus einführt – das ist der endoanale Ultraschall –, lassen sich sehr viel mehr der zuvor verborgenen Einrisse des Schließmuskels erkennen: 35 Prozent bei Erstgebärenden und 44 Prozent bei Mehrgebärenden. Davon sind längst nicht alle gravierend. Aber sie haben Konsequenzen: Wer sonografisch untersucht und auf dieser Basis versorgt worden ist, hatte später deutlich seltener mit einer schwerwiegenden Stuhlinkontinenz zu kämpfen.[8]

Denn insbesondere übersehene OASIS provozieren später in einem Frauenleben schwerwiegendere Ausfälle als therapierte, wie die Arbeitsgruppe um Sultan ebenfalls herausgefunden hat. Eine von vier Betroffenen benötigt in diesen Fällen weitere Operationen – viermal häufiger als jene Patientinnen, bei denen der Defekt gleich entdeckt worden war. Da die Frauen in solchen Studien oft früh, allenfalls mittelfristig nach der Geburt untersucht werden, vermuteten die Autoren der Studie: »Es ist wahrscheinlich, dass wir nur die Spitze des Eisbergs an Krankheitslast sehen.« Es gebe, so betonen die bereits zitierten Forscher der Universität Norfolk und Norwich, »keinen Zweifel, dass die Inkontinenz mit den Jahren schlimmer werde«. Die Wahrscheinlichkeit, dass die Betroffenen viel früher – mit 45 statt mit 55 oder mit 55 statt mit 65 – eine Inkontinenz entwickeln, ist im Vergleich zu jenen, die keinerlei OASIS davongetragen haben, deutlich höher. Aus einer ihrer Untersuchungen geht außerdem hervor, dass die Lebensqualität der Frauen mit OASIS im Vergleich zu denen nach einer unkomplizierten Geburt und einem Kaiserschnitt deutlich schlechter war – dies noch, nachdem mindestens zehn Jahre nach der

Geburt vergangen waren. Die Hälfte war nach OASIS nach wie vor inkontinent, nach einer unkomplizierten natürlichen Geburt traf es nur jede fünfte Frau – und unter den Kaiserschnittfrauen nur 11 Prozent.

Prof. Dr. med. Max Wunderlich, Spezialist für den Darmverschluss an einer Privatklinik in Wien, erklärt es in einem Experteninterview so:[9] »Die junge Frau, oft sportlich, durchtrainiert, bekommt je ein Kind mit 22, 24 und 26 Jahren. Nach jeder Geburt ist sie kontinent. Dr. Sultan, ein Londoner Gynäkologe, hat mit dem analen Ultraschall vor bald 30 Jahren nachgewiesen, dass es bei Geburten, bei denen der Damm scheinbar unversehrt ist, doch subkutan im Perinealbereich zu Einrissen der Muskulatur gekommen ist. Die junge Mutter kompensiert das. Wenn sie aber dann 55, 60, 65 wird und nicht ständig den Beckenboden trainiert hat, dann kommt die physiologische Alterung der Muskulatur zum Tragen: Der noch verbliebene Schließmuskel wird schwach, und in Kombination mit dem Defekt wird die ältere Frau dann inkontinent für Stuhl. Und das ist die Krux. Weil das wird nicht mehr mit der Geburt assoziiert. Jetzt glaubt die Frau, sie ist in ein kindliches Verhalten zurückgefallen, sie gibt sich selbst die Schuld an der Peinlichkeit. Sie denkt natürlich nicht daran, dass die Inkontinenz mit der Geburt zusammenhängen kann. Daher kommt das Tabuisieren, die Verheimlichung. Man redet nicht darüber, und es braucht oft Jahre bis Jahrzehnte, bis man sich an einen Arzt wendet, dessen Information das Leiden enttabuisiert und ihm somit die psychologische Last des Makels nimmt.«

Es ist also plausibel anzunehmen, dass einige Frauen mit okkulten Sphinkterläsionen leben und häufig nur minimale, ganz diskrete Symptome einer Stuhlinkontinenz haben. Diese fast asymptomatischen Frauen sind die perfekte Klientel, um zu beschwichtigen. Eigentlich wäre der Auftrag, sie in puncto Vorbeugung zu beraten, um ihnen so lang wie möglich die Schließmuskelfunktionen zu erhalten. Umso eher, als künftig öfter Frauen von solch einer späten Darm-Dekompensation betroffen sein werden – weil immer mehr Spätgebärende Schäden davontragen, wenn bei Geburten dieses Risiko vernachlässigt wird.

Risiken bei späteren Geburten mitbedenken

Ist bereits eine Vorschädigung bekannt, kam es bei einer vorherigen Geburt zu OASIS, gilt es neu nachzudenken bei der darauffolgenden Entbindung. Eigentlich sollte mit der Schwangeren eine schonendere Alternative besprochen werden. Die Arbeitsgruppe von Sultan betont, dass gerade deshalb nach verborgenen Rissen gefahndet werden müsse, weil dies nicht zuletzt über den Geburtsweg in einer weiteren Schwangerschaft mitzuentscheiden habe:[10] Those who have undiagnosed OASIS may not initially have symptoms, but a further vaginal delivery may then render them incontinent, which may have been prevented if it was known they had a sphincter defect, had been suitably assessed and advised a Caesarean delivery. Wird ein erster tiefer Riss übersehen, kann eine weitere vaginale Geburt die Frau inkontinent zurücklassen – und dies für sie völlig unvorhersehbar, da sie nicht aufgeklärt wurde.

Leider wird eine Aufklärung darüber oft versäumt. Nach wie vor werden schon lange vor der Geburt falsche Ratschläge erteilt. Im *Urbia.de*-Forum Geburt & Wochenbett schildert

»erdbeere-30« am 6. Januar 2017, dass sie mehrere Monate nach der natürlichen Geburt ihres ersten Kindes (und einem Dammriss Grad 3) eine »fürchterliche und entwürdigende Zeit« mit Stuhlinkontinenz durchmachen musste.[11] Sie fragt nun, auf was sie in ihrer zweiten Schwangerschaft achten muss, da sie bereits spürt, wie ihr Beckenboden erneut auf Belastung reagiert. Sie berichtet von ihrer totalen Angst. Mit Mitte 30 dauerhaft stuhlinkontinent zu sein, wäre für sie »der Horror«. Eine Ärztin rät ihr zu einer natürlichen Geburt – mit der Begründung, dass bei der zweiten Geburt alles leichter wäre. Glücklicherweise raten ihr die Frauen im Forum dazu, eine zweite Meinung einzuholen, und wissen – offenbar besser als die Ärztin –, dass »erdbeere-30« mit einer neuerlichen natürlichen Entbindung ein großes Risiko einginge.

Das ist bundesdeutsche Realität im 21. Jahrhundert: Medizinische Laien wissen besser über die Risiken von Beckenbodenschäden und höhergradigen Dammrissen Bescheid als eine Frauenärztin. Eigentlich warnt die Fachwelt bereits seit Jahren vor dem Versuch einer weiteren natürlichen Geburt, wenn der Schließmuskel massiv vorgeschädigt worden ist. Hier habe der Kaiserschnitt eindeutig einen Nutzen und schütze vor weiteren Schäden. Für Privatdozent Dr. med. Heiko B.G. Franz, langjähriger Chefarzt der Frauenklinik am Klinikum Braunschweig, ist es wichtig, derart schwerwiegende, auf Dauer irreparable Defekte zu verhindern. »Wir wissen zum Beispiel recht gut, dass eine zweite vaginale Geburt zu einem Desaster für den Beckenboden werden kann, wenn es bereits bei der ersten zu höhergradigen Dammrissen gekommen ist«, betont der Mediziner.[12] Eine Studie aus England rechnet vor, dass sich das Risiko einer Inkontinenz verfünffacht, wenn die

Schwangere bei einer Geburt OASIS erlitten hatte und danach ein weiteres Mal eine vaginale Geburt riskiert.[13]

Was ist wichtig, wenn der Schließmuskel bei der Geburt verletzt worden ist?

Wurden OASIS diagnostiziert und richtig erkannt, müssen die Betroffenen in einem ordentlichen Operationssaal versorgt werden, das sollte nicht verhandelbar sein. Ob Frauen mit solch einer gravierenden Verletzung jedoch gut oder schlecht operiert worden sind, lässt sich kaum feststellen. Denn leider fehlen verbindliche Qualitätskriterien, an die sich jene zu halten hätten, die OASIS nach einer Geburt weiter betreuen. In einer Veröffentlichung aus dem Universitätsspital Basel steht:[14] »Es gibt keine Standardguidelines für Follow-up.« Ohne Standards lässt sich nicht beurteilen, ob die chirurgische Versorgung mangelhaft oder der Verlauf schicksalhaft war. Nicht selten drohen Komplikationen, weil die Wunde nicht gut heilt, sodass eine neue Naht notwendig wird. Von einer skandinavischen Studie wissen wir, dass selbst jene, die eine Behandlung erhielten, etwa zur Hälfte mit einer suboptimalen Lösung und einer Verschlechterung im Laufe der Jahre rechnen müssen. Wobei die Ergebnisse je nach Untersuchung variieren – 15 bis 61 Prozent der Frauen geben nach der Naht eines höhergradigen Dammrisses immer noch Probleme an.[15] Eine Expertengruppe aus Dänemark hat dies mit einer aufwendigen Methode – mit Kernspinbildern – bei Frauen im Alter von 51 Jahren untersucht. Bei der Hälfte ließen sich die Beschwerden nicht ganz beheben, und die Schwierigkeiten bei der Kontrolle von Gasen und Darminhalt werden im Laufe der Jahre noch schlimmer.

Im Hinblick auf die operative Therapie besteht also noch deutlicher Verbesserungsbedarf.

Sind die unversorgten oder schlecht genähten Risse erst einmal vernarbt, ist guter Rat teuer, denn versierte Fachabteilungen für Koloproktologie oder Rektumchirurgie sind rar im deutschsprachigen Raum. An diese komplizierten Operationen trauen sich manche Beckenbodenspezialistinnen und -spezialisten nicht heran, weil sie Misserfolge fürchten. So kommt es, dass eher konservative Verfahren empfohlen werden und die Betroffenen hören, »da sei chirurgisch nichts zu machen«. Beliebt ist in diesen Fällen die Empfehlung zur Elektrostimulation und zur sakralen Nervenstimulation. Sie wird inzwischen in Deutschland in mehr als 150 Zentren angeboten, die Erfolge scheinen eher dürftig zu sein. Ich kenne etliche Betroffene, die sich damit nicht zufriedengegeben haben, denn es sind Notlösungen – Notlösungen für die Patientinnen und Notlösungen für die Behandler.

Was folgt daraus? Die Versorgung von Schließmuskelschäden ist derart schwierig, mangelhaft und unbefriedigend, dass OASIS unter allen Umständen verhindert werden müssen. Den Preis zahlen sonst die geschädigten Frauen.

3.4 Lost Penis, lost Sex – (k)ein Thema nach der Geburt

> »I could not bear to have him see me
> that way – exposed, broken and betrayed by
> the very body part that made me a woman.«
> Carolyn Sayre[1]

Die meisten Menschen wissen nicht, was sich hinter einem »husband stitch« oder »gentleman's stitch« verbirgt, obwohl eine Google-Suche auf Anhieb etliche Millionen Treffer ergibt. Gemeint ist eine höchst umstrittene, bevormundende und nie wissenschaftlich fundierte, da allenfalls heimlichverdruckst praktizierte Maßnahme im Kreißsaal: Muss der Damm wieder zusammengenäht werden, seien angeblich manche Mediziner, auch Medizinerinnen geneigt und bereit, ein oder zwei »Extrastiche« zu machen, um den Scheideneingang enger zu nähen – zum Pläsier des Mannes.[2] Es existieren lediglich anekdotische Berichte, wonach hie und da augenzwinkernd dem Ehemann zugeraunt worden sei: »Jetzt nähe ich Ihre Frau noch ein wenig enger«, oder »So gut wie neu, fast noch besser!« In Frauenzeitschriften empören sich Journalistinnen, auf Social-Media-Kanälen tauschen sich Frauen über die Anzüglichkeit aus – wie oft es dazu kommt, weiß kein Mensch.

Die Scheide ist ein Rundummuskelschlauch. Dessen Tonus oder Spannkraft soll über die gesamte Länge eng genug sein, um Reibung zu gewährleisten, andererseits elastisch genug, um dem männlichen Glied ein erregendes Hineingleiten zu ermöglichen. Ein lediglich verkleinerter Eingang könnte mehr schaden als nützen, wenn die Engstelle unelastisch vernarbt. Der »husband stitch«, so ihn jemand praktiziert, ist vermutlich eher eine Verzweiflungstat. Die entscheidende Frage muss lauten: Woher stammen die Geschichten? Warum soll eine Frau überhaupt enger genäht werden? Ein solches Ansinnen fällt schließlich nicht vom Himmel. Es hat nicht nur damit zu tun, dass rein äußerlich zu sehen ist, wie bei manchen die Scheide nach einer vaginalen Geburt auseinanderklafft. Die Frauen empfinden sich auch selbst vielfach als zu weit, weil sie nicht mehr spüren, wie der Penis ihres Partners sie ausfüllt. Umgekehrt fühlen Männer sich dann nicht mehr so fest umschlossen und schildern damit exakt das sogenannte »Lost Penis«-Syndrom. Die Weite lässt das Glied quasi »verloren« gehen. Die Vagina ist locker, der Penis »lost«, keine Reibung, keine Erregung. Gäbe es das nicht, wäre nie jemand auf die Idee eines »husband stitch« gekommen.

Das sind nicht die einzigen Beeinträchtigungen des Sexuallebens nach der Geburt. Manche haben Narbenschmerzen, können zarte Berührungen schlechter spüren, finden ihre Scheide plötzlich zu kurz, befürchten, Urin zu verlieren oder bei undichtem Anus schlecht zu riechen. Oder ihre Libido versiegt schlicht aus Angst vor alledem – kurzum: Der Sex ist nach einer Geburt, die den Beckenboden beschädigt hat, nicht mehr derselbe wie davor.

Wie Frauen dies empfinden, illustrieren Zitate einer Sammlung, die Anfang 2021 veröffentlicht worden ist.[3] US-Amerikanerinnen beschreiben in dieser Studie ihr Sexleben nach einer natürlichen Geburt in ihren eigenen Worten:

»Wir versuchen, eine tiefe Penetration zu vermeiden.«

»Es fühlt sich nicht mehr so eng an und war nicht mehr so befriedigend.«

»Es ging nicht, als wir es mit Doggy Style versuchten, ich muss mich flach auf den Rücken legen.«

»In manchen Stellungen tut die Narbe am Eingang besonders weh.«

»Meine Vagina ist viel kürzer, er stößt irgendwo an, das fühlt sich nicht gut an.«

»Es ist schwieriger, Ja zu sagen, weil ich weiß, dass es unangenehm ist am Anfang.«

Der Umgang der Medizin mit der Intimzone

Sich wissenschaftlich ernsthaft mit den sexuellen Problemen und deren Therapie nach einer Geburt zu befassen, ist nicht einfach. Denn die Intimchirurgie oder alle Fächer, die sich mit »Intimtherapie« in der Genitalregion der Frau befassen, haben es in der Medizin und in der Öffentlichkeit schwer, sich Respekt zu verschaffen. Das hat zum einen mit der Scham zu tun, selbst professionelle Therapeutinnen und Therapeuten können sich davon nicht frei machen. Ein Laser zum Beispiel wird wie eine Art Sex-Toy angewendet. Auf Kongressvideos ist zu sehen, wie während der Therapie ein Arzt im grünen Kittel zwischen den gespreizten Beinen einer Frau steht, das Gerät wie einen Vibrator in die Scheide schiebt, um es rhythmisch hin- und herzubewegen. Ärztinnen und Ärzte im Saal lachen bei solchen Vorführungen als Übersprunghandlung – oder sie schauen betreten weg. Es ist auch ihnen peinlich, das spürt man, obwohl der Laser inzwischen ein wertvolles Therapieverfahren darstellt.

Zum anderen hat es mit Abwertung zu tun. Eine Behandlung der Intimzone wird gerade bei Frauen unter »Schönheitschirurgie« subsumiert – und zudem öffentlich kritisiert. In Presseberichten erhalten solche Ärzte Titel wie »Vagina-Picasso«, besorgte Journalistinnen und Journalisten warnen vor dem »gefährlichen Trend« Intimchirurgie. So entsteht der Eindruck, Frauen würden sich Körperbilder lediglich aufschwatzen lassen, zu denen ihnen die Intimchirurgie verhilft. Das ist häufig schlicht falsch. Wer die »Scheidenverjüngung« als bloß kosmetisches Problem oder ärztliche Geschäftemacherei abtut, hat leider nichts von den tatsächlichen, diagnostizierbaren Verletzungen im Genitalbereich verstanden. Wer mit Intimchirurginnen und -chirurgen spricht, erfährt, dass die Frauen mit echten Krankheitsgefühlen zu ihnen kommen und es echten Behandlungsbedarf gibt. Denn ebenso wie der Boom beim Verkauf von Inkontinenzwäsche und Pessaren ist der Wunsch nach einer Verengung der Scheide ein Fingerzeig für die Not der Frauen und ihre unbefriedigten Therapiebedürfnisse.

Allerdings ist nach wie vor der Druck der Profession spürbar, sich rechtfertigen zu müssen. So kommt es, dass man auf Kongressen der Intimchirurgie Vorträge hört, die das eigene Fach gegen die kursierenden Vorwürfe verteidigen. Hätte die Herzchirurgie das nötig? Selbst Urogynäkologinnen und -gynäkologen, die Urininkontinenz und Uterusprolaps behandeln, tun sich schwer mit jenen aus der Ärzteschaft, die die Scheide »verjüngen«. Das zu verstehen, ist eminent wichtig: Denn die Verletzungen und Defekte im Genitalbereich nach einer natürlichen Geburt werden künftig nur als therapiebedürftige Krankheit anerkannt – und von den Krankenkassen bezahlt –, wenn es allen Beteiligten gelingt, die schiefe Konnotation zu ändern.

»Scheidenverjüngung« ist Therapie, keine Kosmetik

Begriffe wie »Scheidenverjüngung« sind ein Teil des Problems. Hier geht es nicht um Verjüngung, nicht um Kosmetik für Falten, hier geht es um die Therapie von Krankheit – die

Scheide soll wieder enger werden, um ihre Funktion erfüllen zu können. Daher kann nicht genug hervorgehoben werden, dass sich die Einschätzung innerhalb der Medizin langsam zu wandeln scheint und dies anerkannt wird. Einer Befragung der internationalen Urologenvereinigung zufolge vermutet eine große Mehrzahl (83 Prozent) von ihnen, dass die schlaffe oder laxe Scheide von den Patientinnen kaum angesprochen wird, sie halten es indes für ein echtes Problem. Sie sind überzeugt, dass die Frauen unglücklich sind, weil der Sex so viel schlechter ist.[4] Eine Erschlaffung des Scheideneinganges gehöre nach ihrem Dafürhalten zu den »häufigsten körperlichen Folgen einer vaginalen Geburt« (»One of the most common physical consequences of vaginal deliveries is laxity of the vaginal introitus«).[5] Hierzulande räumen Urologen ebenfalls immer öfter ein, dass die »Scheidenverjüngung« oder »vaginale Rejuvenation« (vaginal rejuvenation) offenbar viele Frauen umtreibe, so in einem Artikel von 2016 von dem deutschlandweit anerkannten Beckenbodenspezialisten Prof. Dr. med. Ralf Tunn. Das Thema habe eine »beeindruckende Präsenz im Internet«. Dies lasse vermuten, »dass wir Frauenärzte eine unsere Patientinnen beschäftigende Entwicklung übersehen haben, die wir eigentlich mitbestimmen sollten«, heißt es darin.[6]

Es gibt zahlreiche Therapieverfahren – von der chirurgischen Scheidenraffung bzw. -straffung über das Einspritzen von Fett und Hyaluronsäure oder das Erwärmen durch Radiofrequenz. Vieles ist wissenschaftlich nie ausreichend geprüft worden – nicht zuletzt, weil der gesamte Therapiekomplex, wie geschildert, immer eine Art Schmuddeldasein führte. Daher sind Frauen oft darauf angewiesen, sich bei anderen Frauen Rat zu holen oder einfach dem Therapeuten zu vertrauen. Ich möchte aus zwei Gründen auf eine neue, hoffnungsvolle Entwicklung aufmerksam machen: die Lasertherapie. Erstens sind Lasertechniken in vielen anderen Bereichen bereits intensiv evaluiert worden, und zweitens eignen sie sich als eine Art Lückenfüller. Geht es um das Straffen der Vagina, könnte der Laser nämlich eine Zwischenlösung sein: Für den Fall, dass eine Frau noch zu jung ist für eine Operation, aber schon etwas getan werden muss. Die Anwendung ist vergleichsweise einfach, weshalb sich immer mehr Praxen solch ein Gerät anschaffen – die Kosten müssen die Frauen meist selbst tragen. Die Therapie von Sexualstörungen nach einer Geburt ist im Übrigen selten eine Kassenleistung – eine Diskriminierung, die mit der Diskriminierung der geburtsbedingten Schäden generell zu tun hat.

Beim Laser handelt es sich um eine Art bewusst hervorgerufenen Heilungsprozess: Das Bindegewebe erhält quasi wie bei einer Wunde einen Kick, um neue Zellen zu produzieren. Solch eine gezielt herbeigeführte Entzündung geht immer mit einer gewissen Schwellung der Schleimhaut und des Bindegewebes einher, ein in diesem Fall durchaus gewünschter Effekt. Es gibt noch keine Langzeitbeobachtungen, daher ist unbeantwortet, wie lange die Gewebestimulation wiederholt werden darf, ohne das Gewebe mit den Entzündungsreizen überzustrapazieren. Einen Versuch vor einer Operation ist es jedoch wert. Da mit dem Laser oft gleichzeitig eine leichte Urin-Belastungsinkontinenz befriedigend behandelt werden kann, lassen sich so nach einer Geburt oft mehrere Fliegen mit einer Klappe schlagen, wie diese Schilderung einer Patientin erkennen lässt:

»Ich bin jetzt 38 Jahre alt. Ein paar Wochen nach der Geburt meines zweiten Kindes im Herbst 2017 (ein 4,1-Kilo-Klopper, der nach zwei Presswehen unter Anleitung das Licht der Welt erblickt hatte) hatte ich ganz plötzlich das Gefühl, das ›da unten‹ irgendetwas raus will. Es war eine kleine Beule am Scheidenausgang zu fühlen und ein schmerzhaftes Druckgefühl nach unten. Alle bisherigen Therapien hatten versagt, zu einer Operation kam es Gott sei Dank nicht, weil ich dafür zu jung war. Im letzten Jahr habe ich die Frauenarztpraxis gewechselt. Die Ärztinnen der Praxis hatten mit der Lasertherapie begonnen, und ich war eine der wenigen, die als Probandin mit Senkungen an einer Studie teilnehmen durfte. Die Ärztinnen waren anfangs sehr skeptisch, ob es bei mir überhaupt irgendetwas bringen würde. Nach drei Sitzungen kann ich jedoch berichten, dass ich die Rektozele überhaupt nicht mehr spüre. Das Gewebe ist so straff geworden, dass es auch aus ärztlicher Sicht so aussieht, als hätte ich niemals ein Kind auf die Welt gebracht, zwei schon mal gar nicht. Die Dammnaht wurde in zwei Sitzungen ebenfalls gelasert, um ein Zuwachsen zu erreichen, und auch der Damm, dessen Haut wohl sehr dünn gewesen sein soll – subjektiv war er auf jeden Fall ziemlich empfindlich. Ergebnis: keine klaffende Scheide mehr, das Druckgefühl, das sich eingestellt hatte, hat sich auch deutlich gebessert, der Damm ist wirklich nicht mehr empfindlich, und die Tampons bleiben jetzt da, wo sie hingehören, und werden nicht einfach wieder rausgedrückt oder um 90 Grad gedreht. Ich bin froh, dass ich mich eineinhalb Jahre zuvor gegen die operative Scheidenraffung entschieden hatte, der Laser hat mir wirklich sehr geholfen, und ich hoffe, dass dies in Zukunft eine Kassenleistung werden wird.«

Abwiegeln und Beschwichtigen beherrschen den Diskurs

Warum kommen viele Frauen nicht darauf, nach solchen Lösungen für ihre Beeinträchtigungen zu suchen? Weil wir alle beschwichtigend »geframt« sind, weil diese Schäden in zahllosen Medienberichten systematisch heruntergespielt werden. Die üblichen Argumente, die dabei vorgebracht werden, möchte ich an einem Beispiel verdeutlichen: Ein typischer Artikel, der beruhigen soll, findet sich beispielsweise unter der Überschrift »Ruiniert eine vaginale Geburt das Sexleben?« im Netz.[7] Die Sorge um eine ausgeleierte Vagina, die der Frau letztlich den Spaß am Sex raube, sei »im Normalfall nicht angebracht«, wird eine Hebamme zitiert. Es fällt auf, dass alle Befürchtungen zerstreut werden sollen. Nicht von »Verletzungen« ist die Rede, sondern lediglich von »Veränderungen in der Scheide« – die sich »normalerweise« von selbst wieder zurückbildeten. Belege, Zahlen, Daten für solche Behauptungen? Fehlanzeige. Der Frauenarzt äußert sich in diesem Artikel so: »Für befriedigenden Sex sind in erster Linie gemeinsame Lust, Vertrauen und Zuneigung wichtig.« Stellt sich nicht die Frage, wie gemeinsame Lust zustande kommen soll, wenn die Narbe vom Dammriss schmerzt, wenn Urin beim Koitus unkontrollierbar fließt oder der Partner sich mit seinem Penis schlicht »lost« fühlt? Vertrauen und Zuneigung sind weder Schmerzmittel noch taugen sie zur Kontinenztherapie, sie machen kein offen stehendes »Scheunentor« wieder zu, sie lassen keinen Penis wachsen.

Warum mache ich diese altväterlichen Ratschläge bewusst lächerlich? Weil sie so oder so ähnlich als Verlautbarungen der Fachwelt in Features über das Sexleben nach einer Geburt immer wieder variantenreich auftauchen, das Prinzip »Beschwichtigung« bleibt stets das gleiche. Sie sind so nichtssagend wie nutzlos. Was lernt frau aus solchen Artikeln noch? Verschiebung ist ein probater psychologischer Kniff, um von den wirklichen Ursachen abzulenken. So erläutert die Hebamme weiter, dass es »bedauerliche Vorfälle« seien, wenn es bei den Wundheilungsstörungen am Beckenboden bis zum Heilen »ein Vierteljahr« dauert. Für wen wohl am meisten bedauerlich? Und was heißt schon ein Vierteljahr? Nach konservativen Schätzungen hat ein Drittel der Frauen nach der ersten Geburt noch nach einem Jahr Schmerzen.[8] Am Ende haben sich die Frauen dies selbst zuzuschreiben, wie die Hebamme im weiteren Text geschickt suggeriert: Die Geschädigten würden leider still leiden und sich nicht outen, und das ist offenbar ihre eigene Schuld: »Wenn sie nichts sagen, kann man ihnen auch nicht helfen.«

Schließlich lässt dieser Artikel noch eine Psychotherapeutin und Frauenärztin zu Wort kommen: Meist seien »mentale« Gründe schuld, keine körperlichen, weiß diese beizusteuern – womöglich hat sie sich noch nie ernsthaft mit Inkontinenzen, Scheidengas oder Levatoravulsionen befasst. Ihr Rat für den Erhalt einer guten sexuellen Beziehung nach einer Geburt lautet: »Spielerisch bleiben!« Wie bleibt man spielerisch, wenn es wehtut beim Sex, wenn manche Stellungen nicht mehr funktionieren? Mir berichten die Opfer in Gesprächen, dass solche

Äußerungen in ihren Ohren wie Hohn klingen. Die Ratschläge zeugten von Ahnungslosigkeit, von mangelndem Respekt und mangelnder Anerkenntnis ihrer Beschwerden, lautet das wütende Urteil.

Guter Sex braucht einen intakten Beckenboden

Ein Geburtsschaden schlägt sich meist nicht allein in den Genitalorganen nieder, sondern ebenso bei den Ausscheidungsfunktionen – ein Unglück am Beckenboden kommt eben selten allein. Levatorabrisse, OASIS und Nervenschäden wirken sich ebenfalls auf die Sexualität aus. Forschende aus Dänemark erhoben den Befund, dass der Schweregrad der Verletzungen in der Urogenitalregion mit der Beeinträchtigung beim Sex korreliert: Weitreichende, höhergradige Dammrisse (Grad 3 und 4 oder OASIS) haben zur Folge, dass die Hälfte der Frauen noch ein Jahr nach einer natürlichen Geburt Schmerzen beim Intimverkehr verspürt.[9] Am wenigsten beeinträchtigt waren noch jene, die gar keine Dammrisse hatten, nicht einmal oberflächliche. Selbst nach Rissen von Grad 2, die gemeinhin als weniger schlimm angesehen werden, verspüren Frauen nach der Geburt ebenfalls deutlich häufiger Schmerzen beim intimen Zusammensein, als wenn der Damm unversehrt blieb. Für die vielfältigen Beeinträchtigungen, so die Vermutung, seien nicht nur die oberflächlichen Wunden, das Brennen oder die Narben verantwortlich, sondern offenbar noch Beschädigungen der Beckennerven. Ist ein Nerv defekt, schafft er es nicht mehr oder nicht mehr perfekt, die sensible Information zum Beispiel über eine zarte Berührung in einer erogenen Zone ans Gehirn zu übermitteln.

Guter wie schlechter Sex finden eben nicht nur im Kopf statt – der Körper muss mitspielen. Eine intakte Genitalzone ohne Risse oder andere Verletzungen ist die beste Voraussetzung dafür, früh nach der Geburt und ohne Schmerzen wieder mit dem Partner oder der Partnerin zusammen sein zu können. Je schlimmer hingegen zum Beispiel der unkontrollierte Urinverlust, je stärker der Drang zur Toilette, desto mehr ist das Sexualleben betroffen. Eine ähnliche Dosis-Wirkungs-Beziehung dürfte für die OASIS gelten, obwohl das noch nicht so intensiv untersucht worden ist. Wichtige Hinweise geben die Interviews der Hebamme Holly Priddis aus Sydney.[10] Sie hat Frauen mit OASIS befragt und frei erzählen lassen. Aus deren Berichten geht hervor, dass es nicht vorbei ist, wenn die Wunden verheilt sind. »Sechs Wochen ohne Sex – das hört man so als Angabe (vor der Geburt); aber wenn du dann 18 Monate immer noch aus dem Rennen bist und es nur selten dazu kommt, dann macht das auch was mit deiner Beziehung«, beschreibt eine der Frauen ihre Gefühle. Und eine andere erklärt schonungslos: »Ich erinnere mich, dass wir ab und zu Sex hatten ... aber ich war immer sehr besorgt; ... ich hoffte immer, dass wir so schnell wie möglich fertig werden und ich zur Toilette gehen kann. Puh, bin ich dann immer erleichtert, wenn Gott sei Dank nichts rausgekommen ist.« Wieder andere beschreiben die wenig empathische Reaktion der Ärztinnen und Ärzte. »Als der Arzt mir sagte, ich habe die Vagina einer 60 Jahre alten Frau, ging ich nach Hause und weinte.«[11]

Allerdings ist immer noch vielen praktizierenden Ärztinnen und Ärzten nicht klar, was die körperlichen Traumata einer Geburt psychisch anrichten und wie das ein Intimleben tangiert. Immerhin greifen Fachzeitschriften für Frauenheilkunde und

Sexualmedizin die Problematik inzwischen öfter auf.[12] Statt also gegenüber den Medien zu behaupten, es bestehe »normalerweise« kein Grund zur Sorge, meinen im Gegenteil andere, es bestehe ausreichend Anlass, sich mehr zu kümmern. Vor allem im Falle einer Urininkontinenz sollte gezielt nach Problemen beim Sex gefragt werden – um das Tabu zu brechen. Denn frau tut sich ausgesprochen schwer, dies in der Arztpraxis anzusprechen. Das gilt vor allem für eine Variante der Urininkontinenz, die koitale Inkontinenz.

Koitale Inkontinenz – reden wir über Flüssigkeiten, Sekrete und Lubrikation

Es ist noch nicht lange her, da war Harninkontinenz beim Sex kein Thema in der Medizin, es gab bis zum Jahr 2000 nur eine Handvoll Studien zur koitalen Inkontinenz. Heute heißt es, das unkontrollierbare Urinieren beim Sex sei häufiger als gedacht, viele Patientinnen sprächen es nur nicht an. Offenbar sind 60 Prozent aller Frauen, die an irgendeiner Form von Blasenschwäche leiden, zusätzlich von koitaler Inkontinenz betroffen. Bis zu einem Drittel berichtet, dass es ihnen beim Orgasmus passiere, die anderen erleben es bei der Penetration.[13–15] Als solche Zahlen erstmals veröffentlicht wurden, gab es sogleich Widerspruch, so oft käme das nicht vor, wehrte die Fachwelt ab. Es gab einen Schlagabtausch in Fachzeitschriften, auf Kongressen. Was gut ist, denn je mehr sich Uneinsichtige echauffieren, je mehr diskutiert wird, desto mehr Aufmerksamkeit, desto eher wird begriffen, dass es ein bedrängendes Problem der Patientinnen darstellt. Die, die sich ernsthaft damit befassen, befinden jedenfalls, die koitale Inkontinenz werde völlig unterschätzt.

Aufklärung – nicht zuletzt der Ärzteschaft – über dieses Phänomen ist umso wichtiger, als der peinliche, schambesetzte Urinverlust einer koitalen Inkontinenz mit der beim Sex durchaus erwünschten »Flüssigkeitsabgabe« anderer Form nichts zu tun hat. Hierbei handelt es sich um Sekrete aus der Scheidenschleimhaut und den vielen akzessorischen Geschlechtsdrüsen. Das sind zum einen – von Frau zu Frau verschieden – zahlreiche kleine Drüsen, die unmittelbar unter der Haut um den Ausgang der Harnröhre und um den Scheideneingang gruppiert liegen (paraurethrale oder Skene-Drüsen, kleine Vorhofdrüsen, Glandulae vestibulares minores) (Abb. 9). Das sind zum anderen die etwas größeren, beidseits angelegten Bartholin-Drüsen vom Ausmaß einer Erbse (Glandula vestibularis major, große Vorhofdrüse), deren Drüsenausgang rechts und links zwischen den kleinen Schamlippen in den Scheidenvorhof mündet (Abb. 10). Manche Frauen erleben bereits beim Vorspiel, zu Beginn ihrer Erregung, dass ihre Drüsen eine milchige bis weißliche wasserdünne Flüssigkeit mit Druck abgeben, es macht den Eindruck, als schieße Flüssigkeit aus den Düsen einer elektrischen Zahnbürste. Dies ist von dem zum Teil schwallartig produzierten Sekret zu unterscheiden, das in seiner Konsistenz und Farbe – mitunter auch in seiner Menge – dem Samenerguss des Mannes ähnelt. Es wird wild spekuliert, ob es sich hierbei um eigene, weibliche Formen der Ejakulation handelt, ob es allein beim Orgasmus dazu komme oder überhaupt während der sexuellen Erregung. Uneinigkeit herrscht zudem über den Begriff des »Squirting« (je nach Forum oder Buch wird es als »Spritzen« oder »Abspritzen« bezeichnet). Hinzu kommt, dass es nur wenige Forschergruppen gibt, die sich ernsthaft und intensiv mit einer genauen Unterscheidung und der biochemischen Zusammensetzung dieser Sekrete und Flüssigkeiten auseinandergesetzt haben. Nicht nur deren Menge variiert von Frau zu Frau – auch die Konsistenz tut es: von eher wässrig bis cremig.[16]

Festzuhalten ist eines: All das ist physiologisch und gesund, es hat nichts mit Inkontinenz zu tun. Diese Flüssigkeiten sind definitiv kein Urin, sie riechen vor allem nicht nach Urin. Sie dienen dem Feuchtwerden, der Lubrikation, unmittelbar vor und während der sexuellen Erregung, sie sind für viele Frauen zudem ein Korrelat für die Fähigkeit, sich vollkommen gehen lassen zu können. Das macht das Dilemma aus: Erfülltes sexuelles Erleben gelingt nicht zuletzt aufgrund entspannter Erregung und der Fähigkeit loszulassen. Genau dazu bedarf es der absoluten Gewissheit, dass die Schließmuskeln in dieser Phase vollkommen dicht halten. Frauen, die darauf nicht vertrauen können, geraten in den Zwiespalt, »untenrum« ihre Ausgänge gerade in den Momenten zwangsweise zukneifen zu müssen, wenn sie im Begriff sind und den Wunsch haben, sich hemmungslos ihren autonomen sexuellen Wellen zu überlassen.

Wie leicht hier Lust und Krankheit miteinander verwechselt werden, zeigt sich in den Vorschriften der britischen Pornofilmindustrie: Diese darf kein Squirting zeigen, weil es an Urinabgang zumindest erinnern könnte, wenn es im Vulvabereich wie aus Düsen spritzend feucht wird.[17] Wenn also im Pornofilm etwas entfernt nach Urin aussieht, ist dies in den Augen der britischen Filmwächter ein No-Go. Aber die echte koitale Inkontinenz wird als medizinisches Phänomen erst mal angezweifelt. Je nach Blickwinkel ignoriert die Welt, welche Probleme Frauen mit Inkontinenz haben, oder sie verbietet es, das lustvolle Squirting zu zeigen, weil es an ebendiese Inkontinenz erinnern könnte.

Werden Beckenbodenschäden behandelt, bessert sich der Sex

Immer mehr Therapiestudien beweisen die These, dass »verletzter Beckenboden = traumatisiertes Sexualleben« ist. Denn die urogynäkologischen Arbeitsgruppen schauen über den Tellerrand, registrieren ihre Therapieerfolge nicht nur eindimensional. Das zeigt das Beispiel der Belastungsinkontinenz. Lange Zeit prüften Forschende nämlich lediglich, ob nach der Standardtherapie die Blase dicht war. Inzwischen betrachten sie das Problem umfassender und fragen: Haben die Frauen nach erfolgreicher Inkontinenzbehandlung besseren Sex? Diese neue, ganzheitliche Sichtweise auf den Beckenboden hat vermutlich mit dem Alter der Forschenden und deren Geschlecht zu tun. Mir fällt nämlich auf, dass diese Studien eher von weiblichen Forschenden stammen, in der Mehrheit sind sie eher jung und eher in verantwortlicher Position an der Konzeption der Studien beteiligt.

Der gemeinsame Nenner der Resultate wird einem rasch klar: Ist die Urininkontinenz erfolgreich therapiert worden, haben die Frauen mehr Freude im Bett. Umgekehrt bleibt der Sex suboptimal, wenn die Therapie den Defekt nicht beheben konnte – so das Fazit eines multidisziplinären Teams der

Universitätsfrauenklinik in Warschau.[18] Interessant bei dieser ambitionierten polnischen Gruppe ist zudem die hohe Qualität der Inkontinenzbehandlung, denn die exzellenten Resultate zeugen von dem ehrlichen Anspruch, die Patientinnen wirklich zufriedenzustellen, optimal zu heilen. Es ist nicht nur an einem einzigen Zentrum so. Eine systematische Auswertung von insgesamt 22 Studien kam erst im Jahr 2020 zu dem gleichen Ergebnis: Inkontinenzbehandlung ist nicht zuletzt Sexualtherapie.[19] Und last, but not least profitieren die Männer: Bessert sich die Urininkontinenz der Partnerin – hier wurde der Faktor Belastungsinkontinenz untersucht –, berichteten die Männer über mehr Zufriedenheit beim gemeinsamen Sex. Das konnte Anfang 2021 in der bisher größten Studie dieser Art ein multidisziplinäres Team aus verschiedenen Kliniken in der Türkei belegen.[20]

Wichtiger als alles andere

Das ist nicht allein für die Männer eine gute Nachricht. Denn wenn es um sexuelle Zufriedenheit geht, plagen frau nicht nur ihre eigenen körperlichen Unzulänglichkeiten, ihre Schmerzen oder der Verlust gemeinsamer Intimität. Schuldgefühle deckeln ihre Lebensqualität zusätzlich. Die Patientinnen haben Angst, ihre Nöte würden nicht verstanden. Viele befürchten, ihr Mann fühle sich abgewiesen, er könne denken, sie brächten ihre Schmerzen und Beschwerden nur als Ausrede vor, um den Sex zu umgehen. Sie wünschen sich, dass Ärztinnen und Ärzte ihren Partnern und Partnerinnen die Situation erklären, fühlen sich in diesem Punkt aber im Stich gelassen. Eine Frau, die noch ein Jahr nach der Geburt unter Narbenschmerzen und

Trockenheit litt, stellt resignierend fest: »Jeder Aspekt meines Lebens ist betroffen, einschließlich meiner Beziehung zum Vater des Kindes, der mich verlassen hat.«

Leider fehlen uns umfassende und gute Studien zu der Frage, wie Partner bzw. Partnerinnen nach der Geburt die veränderte Situation im Bett empfinden. Stattdessen wird wohlmeinend darüber psychologisiert, es komme bei den Müttern zu einer »mentalen Umstellung«, sie würden sich eben vermehrt dem Kind zuwenden oder brauchten Erholung. Letztlich bleiben solche Aussagen spekulativ. Betroffene müssen daher wissen, dass eine erfolgreiche Therapie von Beckenbodenschäden zu einem signifikanten »Rückgang der Vermeidungshaltung« führt, wie es in Studien heißt. Aus der Fachsprache übersetzt bedeutet dies: Die Angst vor allem, was beim Sex aufgrund der schambesetzten Defizite schiefgehen könnte, hat bei den meisten geschädigten Frauen fast zwangsläufig zur Folge, dass sie es bleiben lassen oder beim ersten Annäherungsversuch des Partners, der Partnerin gleich ablehnen. Sind die körperlichen Symptome endlich behoben, verschwindet mit den damit assoziierten Befürchtungen die Hemmung, das intime Zusammensein zu initiieren oder auf die Signale des anderen zu reagieren. In Finnland konnte eine große nationale Kohortenstudie – die größte zur Frage »Lebensqualität nach Prolapstherapie« überhaupt – zeigen, dass sieben von zehn Patientinnen nach einer Senkungsoperation hochzufrieden waren.[21] Es ließ sich außerdem nachweisen, dass bei den einzelnen »Zufriedenheitsfaktoren« dem Sex offenbar besondere Bedeutung zukommt: Unter all den abgefragten Merkmalen wie »Vitalität«, »Stress«, »Schlaf«, »Essverhalten«, »Depressivität« und »sexuelle Aktivität« war die Verbesserung beim Kriterium »sexuelle Aktivität« die beständigste und noch nach zwei Jahren am deutlichsten ausgeprägt. Will heißen: Wieder guten Sex haben zu können, zählt für diese Frauen am Ende mehr, als beispielsweise wieder genug Schlaf zu bekommen.

Deshalb gibt es Anlass zu großer Hoffnung, wenn von solchen Therapieerfolgen die Rede ist – das kann ich aus den Gesprächen mit betroffenen Frauen zweifelsfrei schlussfolgern. Dies sollte nicht darüber hinwegtäuschen, dass wohlüberlegtes, präventives Handeln die Verletzungen und Überdehnungen im Urogenitalbereich gänzlich verhindern könnte. Das einzufordern, heißt nicht einfach nur, den »Liebeskanal schonen« zu wollen. Genau das wird vielen Frauen jedoch unterstellt, wenn sie sich ihrer Risikofaktoren bewusst sind und in der Klinik mit der Frage vorsprechen, ob angesichts der schlechten Prognose ein Kaiserschnitt vielleicht schonender wäre. Aber die Schlagzeilen, die uns vor etlichen Jahren aus den USA erreichten – »Preserve your love channel – take a Cesarean!« –, wurden leider plakativ zum Vorwurf umgemünzt. Die Bedeutung sexueller Störungen nach einer Geburt wurde heruntergespielt und damit der Wunsch der Frauen nach Schadensbegrenzung regelrecht diskreditiert. Es ist aber bedeutsam: »Sexual health is a big part of life«, schreiben die US-amerikanischen Allgemeinärzte.[22] Frauen, die um ihr Liebesleben nach einer Geburt fürchten, sind keine Zicken, die »bloß« ihren »love channel« erhalten wollen. Sie sorgen sich zu Recht um einen integralen Bestandteil ihres Lebens.

Debatte: Was dürfen Frauen für sich wollen?

Die Tatsache, dass Frauen nach Geburten nicht so ohne Weiteres ihre Ansprüche auf eine intakte Vagina anmelden dürfen, hat nicht zuletzt mit einer Bevormundung zu tun. Das ist bedeutsam, will man verstehen, warum die Unversehrtheit bei diesem Teil der weiblichen Genitalien so wenig respektiert wird, fast unwichtig erscheint. Hier kommt das Thema der weiblichen sexuellen Autonomie ins Spiel. Dabei geht es um die heikle Frage, welche Rolle die Vagina spielt – spielen darf. Denn in den Augen mancher hieße es, einer männerzentrierten Sexualität zu huldigen, wenn man der Scheide für das Sexualempfinden der Frau eine zu große Bedeutung beimisst. Oder anders gesagt: Wenn die Scheide »nur« für die Befriedigung der Männer taugt, ist sie letztlich weniger schützenswert. Überspitzt formuliert hieße dies, dass Frauen, die sich eine laxe Scheide wieder eng wünschen, sich eigentlich dem rein männlichen Wunschdenken unterwerfen.

Das geht zurück auf die historische Debatte zum vaginalen oder klitoralen Orgasmus. Es begann mit Sigmund Freud, der wie andere seiner Zeit die Vagina zum passiv empfänglichen Lustorgan der Frau passend zum Penis deklarierte. Das wurde infrage gestellt. Die Gegenreaktion, vorangetrieben durch Bücher wie den *Hite Report,* rückte umgekehrt den Gedanken in den Mittelpunkt, dass der vaginale Orgasmus eigentlich ein Mythos sei, Frauen nur oder fast nur durch Klitoris-Stimulation zum Höhepunkt kämen – folglich weder Penis noch einen Mann und deshalb auch nicht wirklich eine intakte Scheide benötigten. Stephanie Haerdle formuliert das vorläufige Ergebnis dieser Entwicklung in ihrer Geschichte der weiblichen Ejakulation überspitzt so:[23] »Die Vagina wird zur Kollaborateurin des Mannes, zur fünften Kolonne des Patriarchats im Körper der Frau.« Für alle, die das so sehen, ist die Vagina kein Organ, dessen Funktionalität und Unversehrtheit es zu erhalten gilt.

Diese hier verkürzt wiedergegebene Debatte ist längst passé, in der Sexualwissenschaft ist eine Vielfalt der Ansichten hoffähig. Lustvolle Penetrationen, verbunden mit Squirting, weiblicher Ejakulation und vaginalen Orgasmen, sind heute nicht mehr ein Charakteristikum unemanzipierter, passiver Weibchen. Frauen dürfen selbst bestimmen, wodurch und mit welchem Organ sie wann welche Seite ihrer individuellen Sexualität ausleben. Daher will ich auf diese alte Diskussion lediglich aufmerksam machen, hier gibt es nichts zu entscheiden. Aber diese unterschwelligen Konstrukte, die alten Denkmuster wirken fort. Die sexualmedizinische Praxis ist zum Teil davon infiziert und neigt dazu, diesen Part von Weiblichkeit – die vaginale Lust – zu vernachlässigen, auch wenn es um Beckenbodenschäden geht. Ein Beispiel: 2020 veröffentlichte die Fachzeitschrift *Der Frauenarzt* einen Beitrag zu den sexuellen Problemen einer 35 Jahre alten Frau nach der Geburt (Dammriss, Scheidenriss, Vulvalippenriss).[24] Dem Spezialisten, der den Fall erläutert, kommt das Problem offenbar bekannt vor: »In sexualmedizinischen Sprechstunden berichten nicht wenige Frauen allein oder mit Partner, dass nach einer Vaginalgeburt das Gefühl, den Penis zu spüren, deutlich schwächer geworden oder gar ganz verloren gegangen sei.« Was folgt jedoch für den überaus verständnisvoll schreibenden Sexualberater daraus? Er schlägt vor, das Paar könne lernen, Befriedigung nicht mehr nur durch penil-vaginalen Verkehr zu erreichen, sondern durch »vielfältige andere erotisch-sexuell stimulierende Liebkosungen«. Vielleicht wollen Frauen das nicht lernen, vielleicht wollen sie nicht lernen, sich mit dem zufriedenzugeben, was ihnen nach beschädigtem Beckenboden bleibt. Vielleicht wollen sie den »penil-vaginalen Verkehr« einfach zurück.

Letztlich geht es um berechtigte Ansprüche: Eine Frau darf nach einer Geburt noch genauso Frau sein wollen wie zuvor! Das Muttersein sollte nicht mit beeinträchtigter Sexualität bezahlt werden müssen.

Eine geschädigte Frau berichtet

»Für mich als Frau von 39 Jahren fühlt es sich schrecklich an, plötzlich ›schlecht im Bett‹ zu sein. Sex wird zum Beispiel deshalb zur Katastrophe, weil die Wahrnehmung im Intimbereich nicht mehr gut funktioniert und weil die Narben vom Zusammennähen der Risse und Verletzungen im Damm schmerzen. Aber einer der Hauptgründe ist die Inkontinenz. Erotik und Inkontinenz sind wie Feuer und Eis. Die Inkontinenz macht eklig, wie soll sich frau da am Abend attraktiv fühlen? Ich verliere Urin beim Sex, oder ich muss Darmluft verklemmen. Schon mehrmals hatte ich das Gefühl, ich könnte sogar Stuhl verlieren. Sowieso geht Sex nur noch im Liegen, drückt etwas auf den Bauch, kann ich den Urin nicht mehr halten. Wie soll eine Frau sich öffnen, hingeben, loslassen, wenn man ständig Angst haben muss, Urin, Winde oder Darminhalt zu verlieren? Das Schlimme ist: Für meinen Mann waren und sind meine Beschwerden mehrheitlich unsichtbar. Das hat anfänglich zu großen Spannungen geführt. Er sagte mir mehrere Male: ›Wenn ich dich anfasse, ist alles noch fast gleich. Das macht es so schwierig zu verstehen, wie es für dich ist.‹ Das ist so fatal: Die Tragödien spielen sich – wie die Trauer, Wut, Verzweiflung und Scham der betroffenen Frauen – fast ausschließlich im Inneren ab. In den ersten Jahren haben wir ›es‹ ein paarmal versucht. Dann habe ich öfter Wein oder Schnaps vorher getrunken, damit

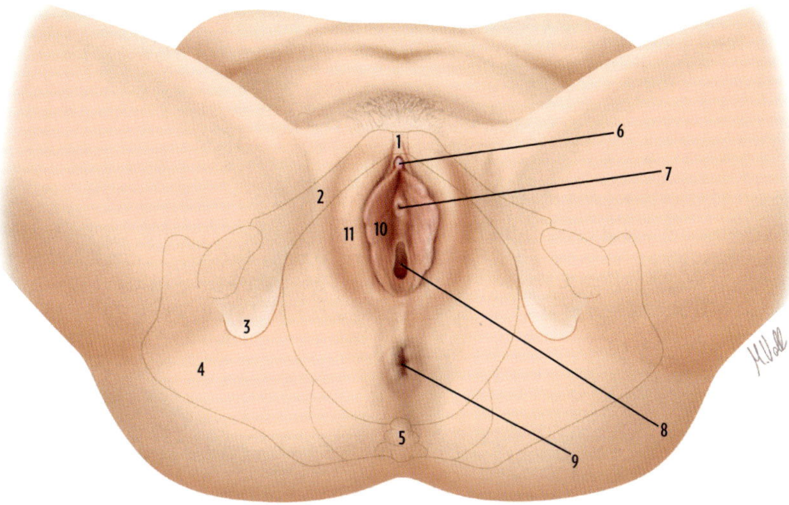

1. Urogenitalzone von außen / Ansicht wie beim Frauenarzt

Symphyse (1); Schambein (2); Sitzhöcker (3); Beckenschaufel (4); Steißbein als unteres Ende der Wirbelsäule (5); Klitoriseichel (6); Ausgang Harnröhre (7); Scheide (8); Anus (9); kleine Vulvalippe (10); große Vulvalippe (11)

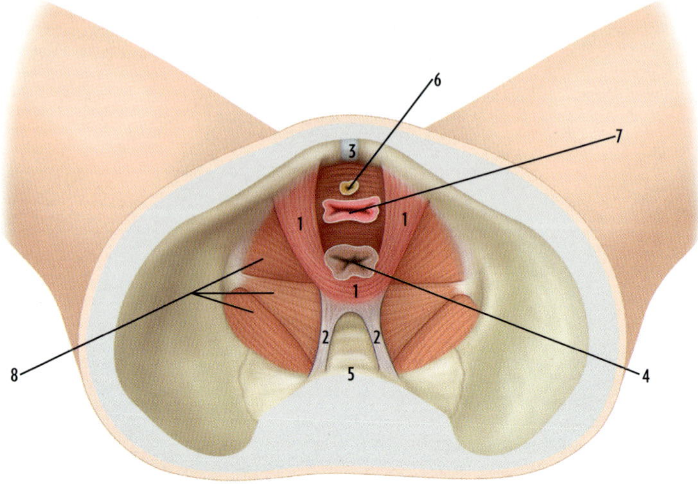

2. Beckenboden von innen / Ansicht von oben

Die Levatorschlinge (1), rechts und links neben der Symphyse (3) befestigt, umfasst den Darmausgang (4); weitere, eher bindegewebige Anteile des Levatormuskels (2) sind hinten am Steißbein (5) aufgehängt; (1) und (2) bilden die Hängematte; Harnröhrenausgang (6); Scheidenausgang (7); weitere Beckenbodenmuskeln und Levatoranteile (8)

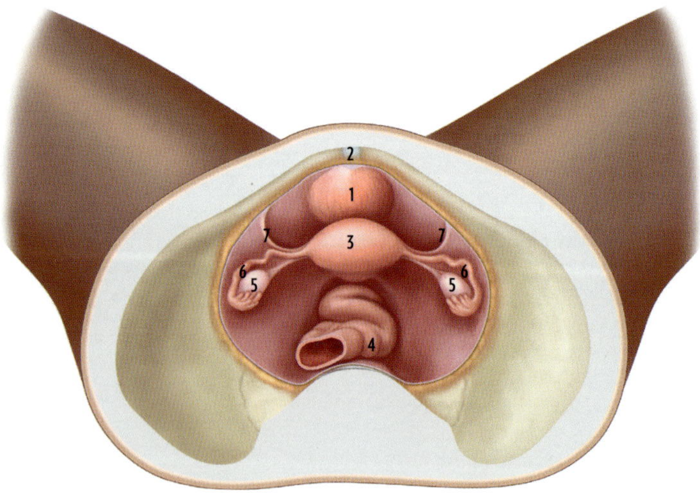

3. Beckenbodenorgane / Ansicht wie 2

Die Harnblase (1) hinter der Symphyse (2) liegt direkt vor der Gebärmutter (3), darunter die Scheide (verdeckt), dahinter der Darm (4); von den Eierstöcken (5) führen die Eileiter (6) zur Gebärmutter; das runde Gebärmutterband (7) ist hervorgehoben als Beispiel für Bänder und Aufhängungen, die bei Senkungen unter Zug geraten und schmerzen

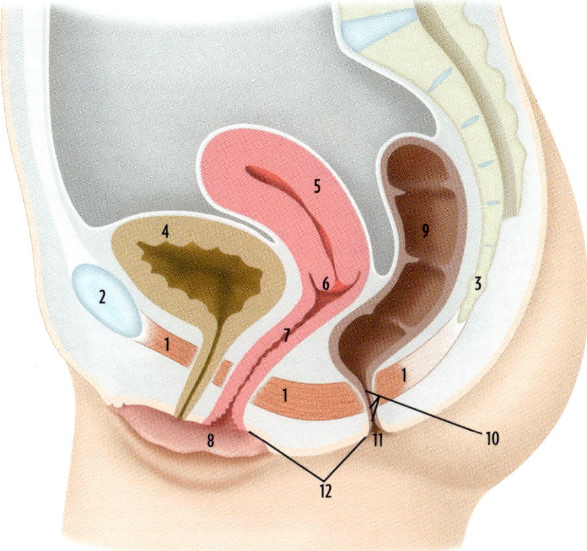

4. Beckenbodenorgane / Ansicht ins seitlich aufgeklappte Becken

Der Beckenboden (1) ist zwischen Symphyse (2) und Steißbein (3) ausgespannt; Harnblase (4); die Gebärmutter (5) wölbt sich mit dem Muttermund (6) in die Scheide (7) und diese mündet in den Scheidenvorhof, umgeben von den kleinen Vulvalippen (8); der Darm (9) ist durch den Schließmuskelapparat (10) abgedichtet und mündet über den Anus (11) nach außen; Damm (12)

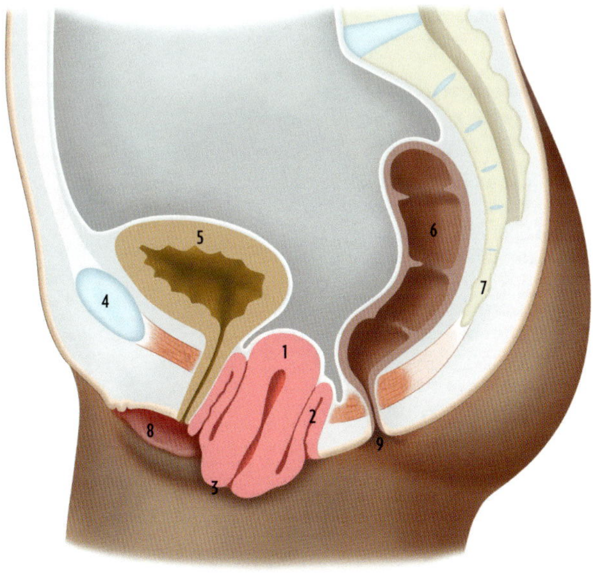

5. Gebärmuttervorfall (Uterusprolaps) / Ansicht wie 4

Die Gebärmutter (1) stülpt sich durch die Scheide (2) hindurch nach unten; je nach Schweregrad kann der Muttermund (3) im Scheideneingang oder ganz nach außen vortreten; Symphyse (4); Harnblase (5), Darm (6); Steißbein (7); kleine Vulvalippe (8); Anus (9)

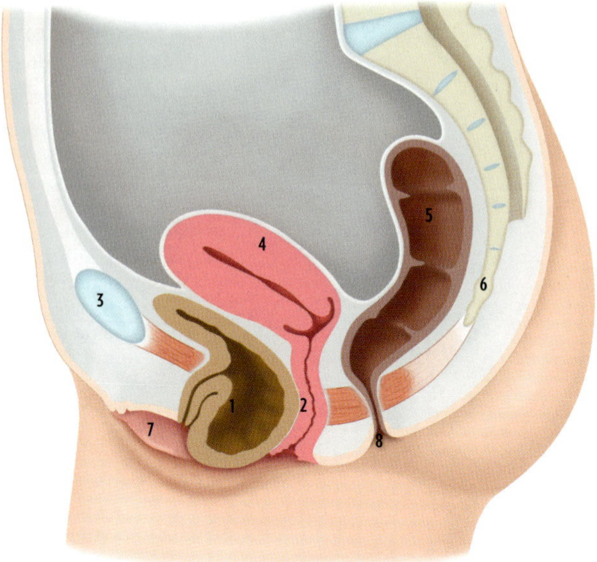

6. Harnblasensenkung (Zystozele) / Ansicht wie 4

Die Harnblase (1) kann nicht offen (wie beim Gebärmuttervorfall) durch die Scheide nach außen vorfallen, aber vorn gegen die Scheide (2) drücken und so ein Fremdkörpergefühl verursachen; Symphyse (3); Gebärmutter (4); Darm (5); Steißbein (6); kleine Vulvalippe (7); Anus (8)

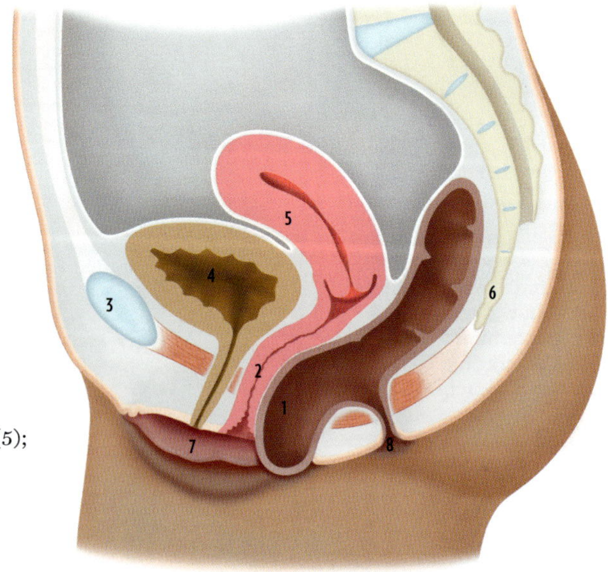

7. Darmsenkung (Rektozele) / Ansicht wie 4

Eine Rektozele (1) drückt analog zur Zystozele von hinten gegen die Scheide (2); der Darm kann sich wegen der Senkung oft nicht von selbst entleeren, da Stuhl in der Aussackung zurückbleibt; Symphyse (3); Harnblase (4); Gebärmutter (5); Steißbein (6); kleine Vulvalippe (7); Anus (8)

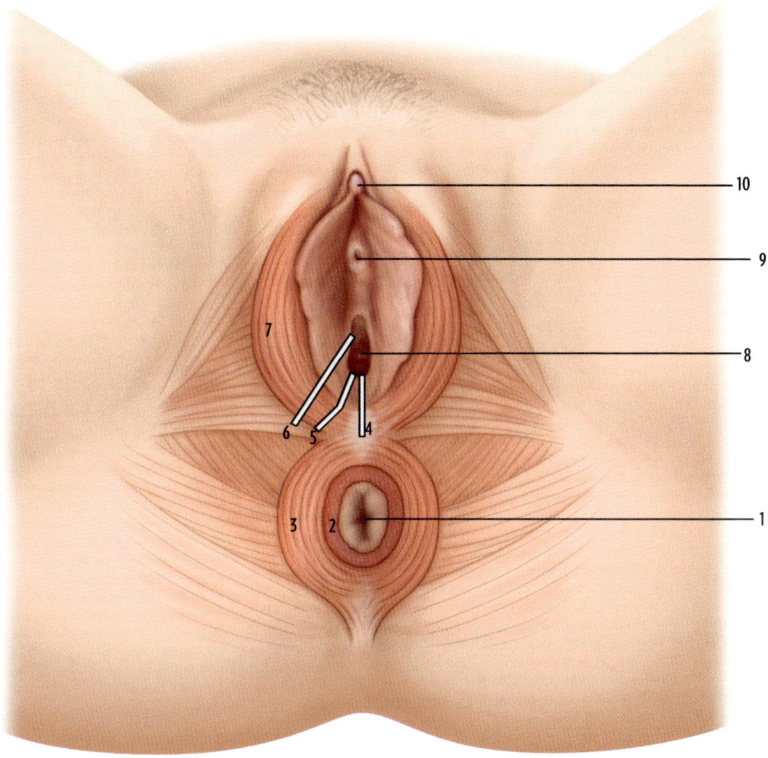

8. Schließmuskeln und Dammschnitte / Ansicht wie 1

Am Anus (1) wird der Darm in der Tiefe vom inneren (2) und äußeren (3) Schließmuskel abgedichtet; ein mittlerer Dammschnitt (4) kann zum Anus weiter reißen; seitliche Dammschnitte (5,6) haben den Nachteil, dass sie die Muskelteile des M. bulbospongiosus (7) durchtrennen; Scheideneingang (8); Harnröhrenmündung (9); Klitoris (10)

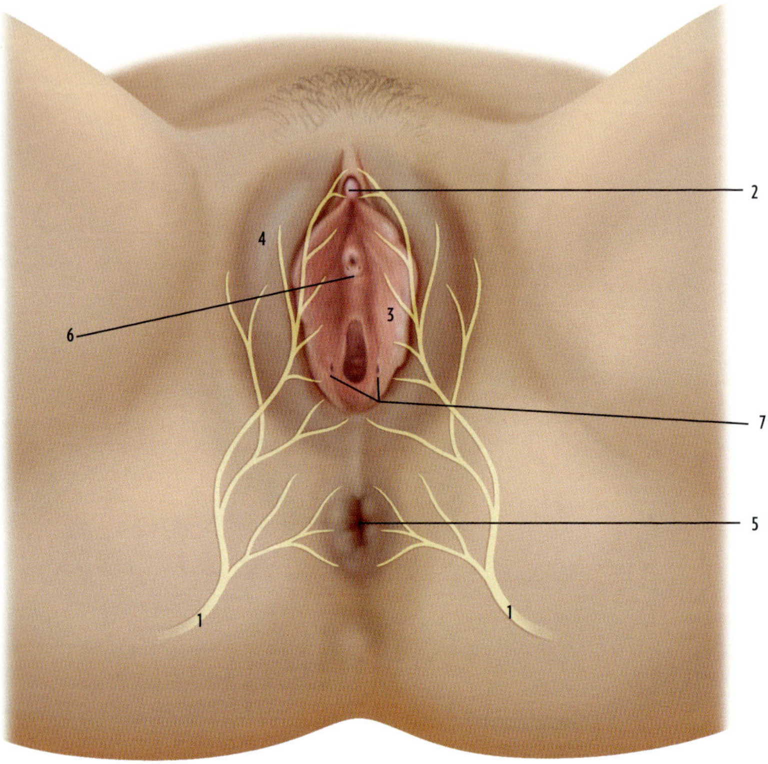

9. Nervenenden und Drüsenmündungen / Ansicht wie 1

Der Beckenbodennerv (N. pudendus) (1) hat viele Nervenendigungen in der Genitalzone und sendet von dort Signale ins Gehirn: von der Klitoriseichel (2), von den kleinen (3) und großen (4) Vulvalippen, der Region um die Scheide und dem Anus (5); die Skene-Drüsen (6) münden neben dem Harnröhrenausgang nach außen, die Bartholindrüsen (7) zwischen den kleinen Vulvalippen in den Scheidenvorhof

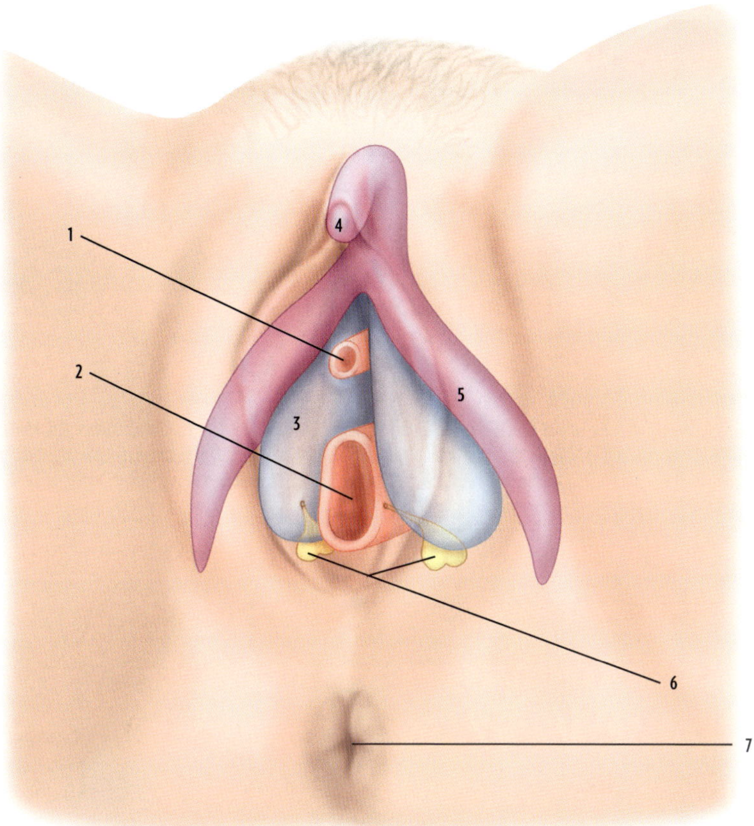

10. Genitalregion in der Tiefe / Ansicht fast wie 1, leicht schräg

Harnröhre (1) und Scheide (2) werden von zwei Schwellkörpern (3) eingerahmt, die sich bei Erregung stark mit Blut füllen und vergrößern; die Klitoriseichel setzt sich in die Tiefe in die viel größeren und ebenfalls bei Erregung anschwellenden Klitorisschenkel (5) fort; Bartholindrüsen (6); Anus (7)

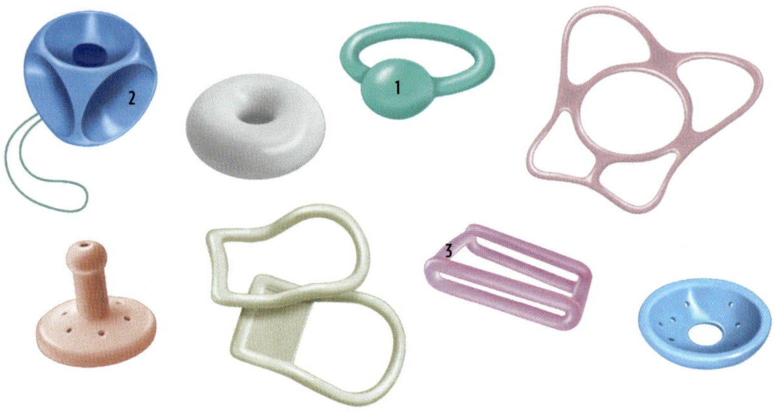

11. Pessarvielfalt

Die unterschiedlichen Formen verdeutlichen, dass Lösungen für individuelle Probleme gefunden werden können; Ringe mit Knubbel (1) helfen bei Harninkontinenz, einige Frauen finden mit Würfelformen (2) Halt, andere eher durch längliche, schiffchenartige Varianten (3)

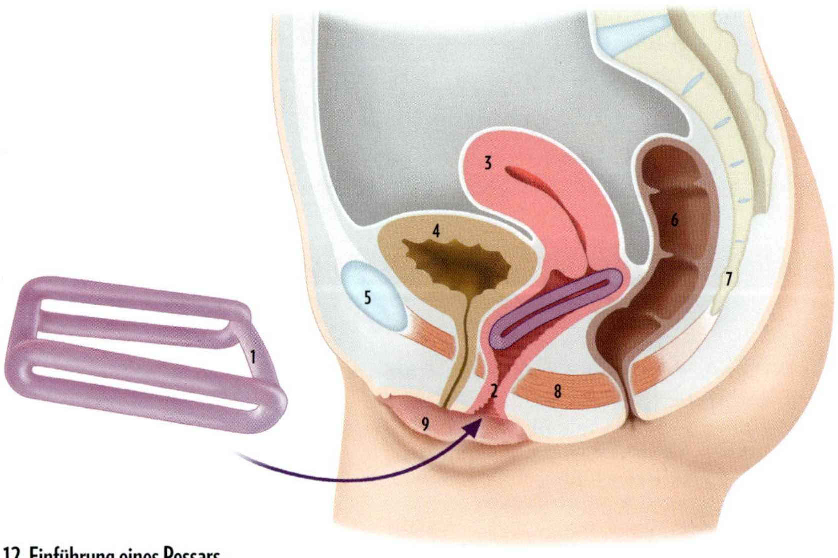

12. Einführung eines Pessars

Pessare können nicht intuitiv verwendet werden; hier wird das Pessar (1) mit breitem Ende in der Scheide (2) so positioniert, dass vor allem die Gebärmutter (3) und die Blase (4) hochgehalten werden; Symphyse (5); Darm (6); Steißbein (7); Beckenboden (8); kleine Vulvalippe (9) mir das alles weniger ausmacht. Natürlich ist es mit oder ohne Alkohol meist kläglich schiefgegangen. Aber trotz der ganzen Verzweiflung probierten wir es, wir wollten nichts unversucht lassen und wohl auch nicht wahrhaben, dass – für mich – einigermaßen schöner Sex nicht mehr möglich sein wird. Als würden Harn- und Stuhlinkontinenz nicht reichen, um sich minderwertig zu fühlen als Frau, gibt einem der Verlust des Sexuallebens den Rest.«

4

DER KREIẞSAAL ALS TATORT

4.1 Und bist du nicht willig - Zange und Saugglocke

»Aber mit Verlaub: Sanft ist eine Geburt nie.«
Nicole Althaus, Mamablog[1]

In der Onlineausgabe der *Frankfurter Allgemeinen Zeitung* vom 3. Dezember 2008 wird der Fall eines autistischen Mannes geschildert, der mit 41 Jahren noch bei seiner Mutter lebt und mittels Saugglocke auf die Welt kam.[2] Die Saugglocke hatte sein Sprachzentrum verletzt, heißt es im Artikel. Die Saugglockengeburt hatte für diese Familie Schicksal gespielt: Ein gesundes oder krankes Kind zu bekommen, ändert vieles. Das Beispiel illustriert, dass instrumentelle Geburten - Geburten mit »Instrumenten« wie Saugglocke oder Zange - nie gut sind, nicht für die Mütter, nicht für die Kinder.

Liest frau in einschlägigen Foren im Internet die Informationen zu einer Saugglockengeburt, so klingt das oft recht harmlos. Die verwendeten Adjektive dienen offensichtlich der Verniedlichung. Aus einer »kleinen« Schale aus Silikon oder Metall bestehe die Saugglocke. Durch den Unterdruck oder Vakuumsog »hafte« die Schale am Köpfchen. Dass sie manchmal durchaus nicht haftet, steht nicht da. Dass sie mitunter mehrfach abrutscht oder der Sog Blutergüsse hinterlässt, ebenfalls nicht. So ahnt niemand, welch massive Kräfte am Babykopf zerren, dass Instrumente um Größenordnungen mehr Verletzungen am Beckenboden der Mutter hinterlassen als eine spontane Geburt, dass später Hirntumore und Hüftleiden bei diesen Kindern häufiger vorkommen. Schon als ich Vorlesungen über Geburtshilfe an der Freiburger Universitätsklinik hörte, pflegte ein inzwischen verstorbener Professor zu erklären, eine Saugglocken- oder Zangengeburt sei letztlich ein Kunstfehler, die fehlerhaft verpasste Chance, eine komplizierte Geburt mit einem Kaiserschnitt zu beenden.

Saugglocken- und Zangengeburten (Vakuum- oder Forzepsextraktion) werden als vaginal-operative oder als instrumentelle Geburten bezeichnet. Die Zahlen vom Institut für Qualitätssicherung und Transparenz im Gesundheitswesen (IQTIG) lassen für das Jahr 2019 erkennen, dass unter den 521.333 natürlichen Geburten in Deutschland insgesamt 52.829 vaginal-operative Entbindungen waren, darunter mit etwas mehr als 2.000 nur eine Minderheit an Zangengeburten.[3] Um die Jahrtausendwende war das noch anders. Bis 2000 ging die Zahl instrumenteller Geburten kontinuierlich zurück, aber seither ist ihr Anteil an den natürlichen Geburten wieder stetig gestiegen. Derzeit muss mehr als jede zehnte Frau bei ihrer natürlichen Entbindung mit einer instrumentellen Geburt rechnen. Etwa 140 Schwangere werden hierzulande täglich mit Instrumenten entbunden, die den Beckenboden schädigen. Aber niemand spricht offen über diese traumatisierenden Erlebnisse.

Nichts geht mehr – wenn alle mit ihrem Latein und ihren Kräften am Ende sind

Wenn die Mutter total erschöpft ist, wenn die Wehen nicht mehr kraftvoll sind, wenn das Kind nicht mehr weiter im Becken nach unten gepresst wird, wenn es ihm womöglich schlecht geht – sprich, wenn die Geburt nicht mehr richtig vorankommt, bereits zu lange gedauert hat und zu befürchten steht, das Kind trage bleibenden Schaden durch Sauerstoffmangel davon, besteht die Wahl zwischen Kaiserschnitt und instrumenteller Geburt. Genau diese Geburten sind es, die die vorsichtigen unter den Geburtshelferinnen und -helfern lieber mit einem Kaiserschnitt beenden und die dafür kritisiert werden, weil er nicht zwingend notwendig sei. Was heißt jedoch nicht zwingend? Ob eine Saugglocken- oder Zangengeburt tatsächlich die bessere Alternative wäre, gilt es zu diskutieren.

Eine Geburtsverletzung des Babys kommt bei Saugglocken- und Zangengeburten im Vergleich zu einer Spontangeburt drei- bis viermal so häufig vor. In der Regel wird der Anschein erweckt, als gäbe es am Kopf ein paar Blutergüsse, und das wäre alles. Tatsächlich wirken durch den Zug am zarten Babyköpfchen enorme Kräfte auf das Gehirn ein. Es gibt Studien, denen zufolge beispielsweise Hirntumore und Nervenschäden nach einer Geburt mit Saugglocke oder Zange überdurchschnittlich oft vorkommen, weil die Instrumente für die zarten, noch nicht fest verknöcherten Köpfchen zu rabiat sind. So fanden Forscher der Universität Athen heraus, dass nach Saugglocken- oder Zangengeburt das Risiko, im Kindesalter einen Gehirntumor zu entwickeln, um fast das Achtfache höher war als in der Vergleichsgruppe der spontan geborenen Kinder.[4] Hirntumore machen rund 25 Prozent aller Krebsfälle im Deutschen Kinderkrebsregister aus, sie betreffen zwei bis vier Kinder und Jugendliche von 100.000 im Alter bis zu 15 Jahren und nehmen zu. Es könne sein – so lautet die Vermutung der griechischen Forschenden –, dass beim Herausziehen der Kopf nicht nur äußerlich malträtiert wird. Man weiß jedenfalls, dass Hirnverletzungen bei

Erwachsenen das Risiko für bestimmte Hirntumore (Gliome) erhöhen.

In der Zwickmühle – das zarte Babyköpfchen unter Zug und Druck

Zwar gilt die Saugglocke im Vergleich zur Zange als weniger traumatisch, der Sog ist allerdings nicht zu vernachlässigen. Gunilla Ajne und ihr Team von der Frauenklinik am Karolinska-Institut in Stockholm haben das gemessen.[5] Selbst Geburtshelferinnen und -helfer waren überrascht, hatten sie die Sogkräfte doch deutlich niedriger eingeschätzt. So geht aus einer Analyse des schwedischen Geburtsregisters – es erfasst nahezu lückenlos 99 Prozent der Geburten in dem skandinavischen Land – hervor, dass nach einer Saugglockengeburt umso mehr Schäden – Krampfanfälle, Lähmungen der Armnerven oder Hirnblutungen – zu fürchten sind, je schwerer das Kind bei der Geburt ist.[6]

Wenn bei einem großen Kopf oder schweren Kind die Saugglocke abrutscht und mehrere Ansetzversuche notwendig werden, werden nicht nur Mutter und Baby unnötig traktiert, es vergeht zudem wertvolle Zeit. Eine Studie aus Nancy in Frankreich belegt, dass knapp 9 Prozent aller Versuche, mit der Saugglocke das Kind herauszuziehen, fehlschlagen. Manche versuchen es danach mit der Zange. Diese vergeblichen Versuche richten immensen Schaden am mütterlichen Beckenboden an. Außerdem trug das Kind, wenn die Zange ebenfalls versagte, den größten Schaden davon.[7] Solche Aktionen offenbaren, wie fixiert manche Geburtskliniken darauf sind, mit allen Mitteln eine natürliche Geburt zu erzwingen.

Die korrekte Platzierung der Saugglocke ist daher essenziell, wie Beobachtungen am Universitätsspital in Zürich zeigen.[8] Dort bemüht man sich vorbildlich, die Schäden für Mutter und Kind durch eine Analyse möglicher Fehlerquellen zu minimieren – etwa durch eine Überprüfung der korrekten Platzierung der Saugglocke. Dies funktioniere allerdings nur mit der positiven Einstellung, mit Fehlern konstruktiv umgehen zu wollen, heißt es in deren Arbeit.

Kein Ende der Qual in Sicht

Also geht eine instrumentelle Geburt nicht nur mit einem höheren Risiko für Beckenbodenschäden – dies ist ein Hauptrisikofaktor für Stuhlinkontinenz – einher, sie ist nicht zuletzt für das Kind problematisch. Wer partout Kaiserschnitte vermeiden will, muss wissen, dass dies die Zahl der instrumentellen Geburten erhöht, wie Erfahrungen am Evangelischen Diakoniekrankenhaus in Freiburg nachweisen können.[9] Dort wurde die Kaiserschnittrate von 2009 bis 2013 kontinuierlich von 30,3 Prozent auf 22,5 Prozent gesenkt. Das hatte zur Konsequenz, dass der Anteil der Saugglockengeburten aufgrund der Kaiserschnittvermeidung auf 16 Prozent gestiegen war. Damit lag er 2013 weit über dem bundesdeutschen Durchschnitt von 6,7 Prozent. Wer sich in anderen Ländern die Raten anschaut, sieht erst recht, wie hoch das ist. Im selben Jahr lag die Anwendung der Saugglocke zum Beispiel in den USA bei nur 3,3 Prozent.[10] Während also jenseits des Teiches gut 3 von 100 Frauen mit diesem Instrument traktiert wurden, waren es im Schwarzwald 16 von 100. Das blieb nicht ohne Folgen für den Beckenboden, denn höhergradige Dammrisse Grad 3 und

4 kamen bei den in Freiburg vor dem Kaiserschnitt bewahrten Frauen deutlich öfter vor. Die Schweden handeln erkennbar anders: Zwischen 1990 und 2015 sank dort die Rate der instrumentellen Geburten deutlich ab, während die der Kaiserschnitte zunahm.[11]

Solche Zahlen zeigen, dass es einen unguten »Tausch« bedeuten kann, wenn statt Kaiserschnitt die Instrumente für eine vaginal-operative Entbindung genutzt werden. Das gilt umso mehr für die Geburtszange (Forzeps). Bereits der römische Arzt Galen weist im 2. Jahrhundert n. Chr. darauf hin, dass schwere Geburten und das Herausziehen des Kindes mit gravierenden Verletzungen des Beckenbodens der Mutter einhergehen. Zangengeburten hinterlassen die meisten Schäden, schon der Begriff »Zangengeburt« ist zu einer Metapher geworden: Er steht für etwas, dass nur unter größten Schwierigkeiten realisierbar ist. Als vermutlich um 1600 die Chamberlens – welcher der Brüder, Peter oder William, ist unklar – die Geburtszange erfanden, galt dies seinerzeit als Fortschritt. Die Zange konnte damals Mutter und Kind das Leben retten, sie war alternativlos. Die Familie Chamberlen hütete das »Geheimnis« sogar, ein Nachfahre wollte es nur gegen Geld lüften. Aber das ist vorbei. Heutzutage die Zange zu propagieren, ist so, als wollte man das Ausbrennen von Wunden vor der Antibiotikaära wieder populär machen.

Wegen der großen Verletzungsgefahr ging die Anwendung der Zange vor allem innerhalb der letzten zwei Jahrzehnte deutlich zurück. Die Saugglocke, aber vor allem der immer sicherer werdende Kaiserschnitt bieten Alternativen, die viele im Kreißsaal vor der brachialen Zange zurückschrecken lassen. Hans-Peter Dietz warnt eindrücklich vor diesem Instrument:

»Die Zange ist eindeutig der wichtigste Risikofaktor für schwere, irreversible Verletzungen der Beckenbodenmuskulatur.« Dietz kritisiert insbesondere Organisationen und Gesundheitsbehörden, die den Gebrauch der Zange kurzsichtig anpreisen, um die steigenden Kaiserschnittzahlen zu senken, für ihn gehört die Zange ins Museum. Wie martialisch dieses Instrument wirkt, habe ich im Gespräch mit einer jungen Beckenbodenpatientin bei der Recherche in einer urogynäkologischen Sprechstunde erfahren. Sie kam zur Beratung über eine weitere Schwangerschaft und mit der Frage nach ihren Beckenbodenschäden. Ihre Vorgeschichte macht schaudern: Ihrem ersten Kind hatte man unter der Geburt mit der Zange den Kopf abgerissen. Dieses grausame Beispiel lässt erkennen, welchen Kräften das Ungeborene beim Zug mit der Zange ausgesetzt ist. Berichte über ähnliche Beispiele findet man im Internet, wissenschaftlich publiziert ist auch ein Fall zur Dekapitation durch Saugglocke.[12, 13]

In Deutschland ist man glücklicherweise vorsichtig geworden, die Rate an Zangengeburten liegt bei nur 0,5 Prozent aller Geburten. Gegenbeispiele sind die Niederlande und England, Länder mit niedrigen Kaiserschnittraten. Dort müssen Schwangere deutlich mehr vaginal-operative Geburten hinnehmen, in England macht die Zange sogar die Hälfte aller vaginal-operativen Geburten aus.[14] Eine Sichtung von Kreißsaal- und Krankenhausdokumenten an der Universitätsklinik von Richmond in Virginia/USA ergab, dass nur in wenigen Prozent der instrumentellen Geburten darüber informiert wurde, welche Schäden Mutter oder Kind davontragen könnten; nur gut ein Fünftel der Frauen erhielten die Information, dass ein Kaiserschnitt eine adäquate Alternative wäre. Und: Im

Laufe der Studienbeobachtungsphase von immerhin 13 Jahren besserte sich die Aufklärungswilligkeit nicht, es blieb alles beim Alten.[15] Inzwischen ist es immerhin in Australien vorgeschrieben, in schriftlicher Form über die Nachteile der Geburtszange aufzuklären.

4.2 Dammschutz - ein hohles Versprechen?

»... von der Muschi bis zum Arschloch aufgerissen.«
Charlotte Roche[1]

Im Bestseller *Feuchtgebiete* von Charlotte Roche ist die Heldin der Geschichte nicht zimperlich, wenn sie das sexuelle Malträtieren der weiblichen Intimzone schildert. Anders wird der Ton, sobald sie über den Dammschnitt ihrer Mutter schreibt. Der hat dem Vater einen Schock versetzt. Roches Hauptfigur belauscht ein Gespräch, in dem der Vater seinem Freund erzählt, wie schlimm es war, bei der Geburt seiner Tochter dabei sein zu müssen, als unvergleichbar schrecklich erlebte er das Geräusch vom Dammschnitt – »als würde man ein sehniges Hühnchen mit einer Geflügelschere in der Mitte durchschneiden, mit Knorpel und anderen quietschenden Materialien«. Der Freund des Vaters habe immer wieder laut gelacht. »Über das, wovor man am meisten Angst hat, lacht man am lautesten«, heißt es in dem Roman. Dass die Autorin den Dammschnitt so prominent ins Spiel bringt, belegt dessen Symbolkraft. Viele Männer erinnern sich exakt so an den Dammschnitt ihrer Frau, haben das Knirschen Jahre im Ohr.

So etwas zu vermeiden, guten Dammschutz zu gewährleisten, ist eine der wichtigsten Aufgaben der Geburtshilfe. Aber die verspricht mehr, als sie halten kann. Ein Überblick der qualitätsbewussten Cochrane-Gesellschaft betont, dass nicht einmal eindeutig klar ist, was besser ist:[2] Soll die Hebamme eingreifen, also mit den Händen den Damm halten und den Kopf des Kindes führen (Hands-on), oder sollte sie besser passiv bleiben und die Hände ganz weglassen (Hands-off, Hands-poised)? Warum hat die Wissenschaft darauf keine Antwort? Weil in diesem Bereich das saubere Evaluieren von Nutzen und Schaden nicht üblich war.

Hebammen bekennen: Dammschutz ist »brachial«

In einer Bachelorarbeit im Studiengang Hebamme der Berner Fachhochschule heißt es einleitend:[3] »Dammschutztechniken sind Interventionen mit großen Auswirkungen für Mutter und Kind. Der extreme Druck auf den Damm bedeutet einerseits eine große Belastung auf den kindlichen Kopf, andererseits ist es ein invasiver Eingriff in den natürlichen Geburtsprozess für die Frau. Dammschutztechniken sind brachiale Griffe und zu wenig in der Forschung untersucht. Wenn es um den Schutz des Dammes und somit Vermeidung eines DR (Dammriss) für die Frau geht, ist die Kopfbremse und die Kopfgeschwindigkeit der zentrale Punkt. Weitere Forschung zu Dammschutztechniken ist nötig.«

Die Arbeit trägt den vielsagenden Titel *Wohin mit den Händen* – immerhin ehrlich, denn tatsächlich wissen Hebammen oft nicht, wohin mit den Händen. Insgesamt herrscht »Dammschutzwildwuchs« – etliche Verfahren kommen zur

Anwendung, obwohl ihr Nutzen nicht belegt ist. Das Fazit der Hebammenbachelorarbeit ist ernüchternd, die beiden Verfasserinnen rügen explizit, dass die rechte Hand der »Dammschützenden« bei fast allen Techniken viel Druck auf den Damm sowie auf den kindlichen Kopf ausübe und dies »teilweise unnötige invasive Berührungen« für Frau und Kind darstelle. In der Regel macht es die eine Hebamme in einer Klinik so, eine andere im Krankenhaus in der Nachbarstadt jedoch genau anders, je nachdem, auf was sie »schwört« oder wie die leitende Hebamme es vorschreibt. Es stellt sich ernsthaft die Frage, ob mit einem Begriff wie Dammschutz womöglich ein nicht einlösbares Versprechen gegeben wird.

Hilflose Helfer

In den Geburtsvorbereitungskursen weiß meist keine der Schwangeren über Dammschutz Bescheid. Sagt eine Hebamme: »Während der Geburt, besonders während der Presswehen, haben wir verschiedene Methoden, Ihren Damm zu schützen«, werden die meisten das schlichtweg glauben. Niemand sitzt in diesen Kursen und fragt: »Wie können Sie das beweisen?« Es ist nicht leicht zu akzeptieren, macht Angst und zerstört Vertrauen, dass das, was Helfer versprechen, vielleicht keinen Nutzen hat. Es wäre so viel beruhigender, dürften Schwangere glauben, dass ihre Hebamme das Richtige, das wirklich Nützliche tut. Aber frau kann dennoch daraus einen Nutzen ziehen. Sind die falschen Versprechungen aussortiert, bleiben einige wenige Maßnahmen von echtem Wert übrig.

Nützt zum Beispiel eine Wassergeburt dem Damm und damit dem Beckenboden? Sie ist vielleicht angenehmer für die eine oder andere Schwangere, aber es lässt sich nicht beantworten, ob dadurch Dammrisse vermieden werden. Inzwischen wird eher vor einer Wassergeburt gewarnt. Sie kann nämlich gefährlich sein, obwohl Kliniken mit dieser »sanften« Entbindung werben. Eine Studie aus Liverpool, 2016 veröffentlicht im Rahmen eines internationalen Urogynäkologiekongresses, lässt vermuten, dass bei Wassergeburten das Risiko für schwerwiegende Verletzungen am Schließmuskel des Darmes größer ist.[4] Am Liverpool Women's Hospital, einer von Hebammen geführten Geburtsabteilung, haben insgesamt 15.734 Schwangere mit niedrigem Risiko für Geburtskomplikationen vaginal entbunden. 1.244 haben ihr Kind im Wasserbecken zur Welt gebracht, 14.490 haben regulär entbunden. Der Vergleich zeigte, dass die Wassergeburt das Risiko für einen Schaden am Darmschließmuskel verdoppelt hatte. Vor allem Erstgebärende sollten sich gut überlegen, ob sie sich zu einer Wassergeburt überreden lassen, denn bei ihnen lag das OASIS-Risiko sogar noch höher. Jede Schwangere müsse über diese Beobachtungen aufgeklärt werden, fordern die Expertinnen und Experten der Studie.

Wie verhält es sich mit dem berühmten Geburtsstuhl oder -hocker, dessen Varianten zahlreich sind? So wird er beispielsweise von der Techniker Krankenkasse unter dem Stichwort »Geburtshilfen« mit den Worten angepriesen, die Frauen hätten auf dem Gebärhocker »oftmals ein sehr gutes Gefühl für die Pressrichtung«[5]. Das mag stimmen, allerdings nützt der Hocker dem Damm nichts. Selbst unter äußerst günstigen Verhältnissen – Babys Kopf lag richtig, Zange oder Saugglocke wurden nicht angewendet – hatten Schwangere auf dem Hocker weniger Chancen auf einen intakten Damm, wie eine

Studie zeigt.[6] Sie erhielten zwar seltener einen Dammschnitt, erlitten jedoch mehr Dammrisse. Wer es nach einem früheren Kaiserschnitt auf natürlichem Wege mit dem Hocker versucht, hat sogar ein deutlich erhöhtes Risiko, OASIS davonzutragen. Also ist Vorsicht angebracht, wenn Kliniken bestimmte Geburtsvarianten anbieten.

No zum EPI-NO®

Die französische Fachgesellschaft für Gynäkologie hat Ende des Jahres 2018 einen umfassenden Report zum Nutzen von Vorbeugemaßnahmen in puncto Beckenbodenschutz veröffentlicht.[7] Das Fazit lautete: »No intervention conducted before the start of the active phase of the second stage of labour has been shown to be effective in reducing the risk of perineal injury.« Das bedeutet: Bevor die Presswehen losgehen, gibt es keine Maßnahme, die den Damm zuverlässig unversehrt bewahrt. Einzig für die Anwendung warmer Kompressen unter der Geburt verdichten sich die Beweise, dass sie tatsächlich das Risiko für Dammrisse mindern. Kliniken, die dies anbieten, sind somit auf der Höhe der Zeit. Schwangere sollten es konsequent einfordern, Zeitmangel im Kreißsaal darf keine Ausrede sein, einer Frau die einzige Dammschutzmaßnahme, die den Namen verdient, zu versagen.

Anders ist das Training mit dem sogenannten EPI-NO®, einem Geburtstrainer, zu bewerten. Dieses Training kann offenbar den Beckenboden weder sicher vor einem Muskelriss noch vor einem Dammschnitt schützen, vermutlich schadet es eher. Das vorgeburtliche Training mit dem aufblasbaren Ballon sollte die Rate an Dammrissen und Dammschnitten senken, die

Geburt insgesamt erleichtern und sie beschleunigen. Eine internationale Studie, bei der Teams aus Malaysia, Großbritannien und Chile mitmachten und die von Australien aus koordiniert wurde, zerstört diese Hoffnung.[8] Mittels 4-D-Ultraschall wurden 504 Frauen im letzten Drittel der Schwangerschaft sowie mehrere Monate nach der Geburt untersucht, darunter eine Gruppe, die mit dem EPI-NO® trainiert hatte, die andere ohne entsprechende Vorbereitung.

Es handelt sich bei diesem »Trainer« um einen Silikonballon, der zunächst leer in die Scheide eingeführt und anschließend aufgepumpt wird, bis es schmerzt. Danach belässt die Schwangere den Ballon einige Minuten in der Scheide, bevor sie ihn (aufgepumpt) langsam herausgleiten lässt, um die Geburt zu simulieren. Theoretisch soll die immer stärkere Dehnung der Scheide vor der Geburt die Geburtswege vorbereiten, damit sie später nicht so leicht reißen. Es zeigte sich indes bei der Nachuntersuchung, dass das Training mit dem EPI-NO® keinen Unterschied machte: Weder gab es weniger Levatoravulsionen, noch wurden die Schließmuskeln des Enddarms seltener verletzt. Auch der Anteil der Dammrisse war gleich und lag bei beiden Gruppen um die 50 Prozent.

Vermutlich ist die vollkommen andere Hormonlage daran schuld: Unmittelbar vor der Geburt verändert sich die Elastizität des weiblichen Beckenbodengewebes erheblich, sodass ein Training zur Unzeit – nämlich viel zu früh in der Schwangerschaft – womöglich zu winzigen Rissen führt, die das Gewebe vorher verletzen und die Belastbarkeit des Beckenbodens sogar herabsetzen. Der Gebrauch des Trainers ist mithin keineswegs risikolos. Die Schäden durch den EPI-NO® wurden durch verlässliche Ultraschalluntersuchungen untermauert. So war zum

Beispiel die Rate an OASIS unerwartet hoch. In seinem Kommentar bringt es der US-amerikanische Arzt Dr. A.M. Weber auf den Punkt: Diese Studie verdeutliche, als wie nutzlos sich offenbar Dammschutzmaßnahmen erwiesen, wenn man sie sorgfältig überprüft.[9]

Schneiden oder nicht schneiden, ist das noch oder schon wieder die Frage?

Dammschutz erschöpft sich keineswegs in der Vermeidung von Dammschnitten, wie es oft propagiert wird. Wer begreifen will, warum das Reißenlassen des Dammes in deutschen Kreißsälen heutzutage wieder in Mode kommt, muss sich mit der Entwicklung des Dammschneidens befassen. Die Geschichte der Geburtshilfe lehrt, dass der Damm einer Frau während einer vaginalen Geburt häufig reißt. Daher hofften Hebammen und andere Geburtshelferinnen und -helfer, das durch einen Schnitt besser zu steuern. Dahinter stand der Wunsch, die Geburtswege am Ende der Scheide zu erweitern, also wurde dort ein Schnitt gesetzt, wo der Scheidenausgang an den Damm grenzt – an dem unteren Teil des Beckenbodens zwischen Scheide und Darmausgang. Solch ein Dammschnitt (Episiotomie) sollte Platz für das Kind schaffen und verhindern, dass der Damm wahllos einreißt – vor allem sollten OASIS verhindert werden. Das war der Beginn einer regelrechten Dammschnittepidemie: Irgendwann entwickelte es sich zu einer Routine. Fast jede Gebärende erhielt einen Dammschnitt – nicht immer mit gutem Ausgang. Denn schlussendlich stellte sich heraus, dass manche vermeintlich kontrollierten Schnitte einem tiefen Riss überhaupt erst den

Weg bahnten – vor allem wenn gerade in der Mittellinie geschnitten wurde, also direkt vom hinteren Scheidenende in Richtung Anus geradeaus (Abb. 8): Statt weniger OASIS gab es mehr.

Dies führte schließlich zu einer Wende in der Dammschnittpolitik. Seither sind Dammschnitte in Geburtskliniken gänzlich verpönt. Die einstige Rettungsmaßnahme ist nun schlecht beleumundet. Heutzutage möchte keine und keiner im Kreißsaal mehr in den Verdacht geraten, grundlos eine Episiotomie vorzunehmen, alle versprechen den Schwangeren am Tag der offenen Tür: »Eine Episiotomie machen wir nur, wenn unbedingt notwendig.« Die Senkung der Dammschnittrate ist zu einem regelrechten Aushängeschild geworden, die Chefinnen und Chefs bemühen sich verzweifelt, die Dammschnittraten mit allen Mitteln klein zu halten. Da müssen, wie verständlicherweise nur anonym zugegeben wird, diejenigen, die dennoch geschnitten haben, selbst bei gutem Resultat antreten und sich Strafpredigten anhören.

Nun droht eine Entwicklung hin zum anderen Extrem. Wird es nämlich eng für das Kind, ist die Geburt kompliziert, reißt der Damm ohnehin von selbst – wie früher. Zwar wird inzwischen in vielen Geburtsvorbereitungskursen erläutert, dies sei von Vorteil, denn natürliche Risse heilten besser als Schnitte. Das ist aber nur die halbe Wahrheit, denn reißen ist nie von Vorteil. An einer rigorosen Anti-Dammschnitt-Ideologie sind sogar Zweifel angebracht. Denn vor Kurzem erst haben Forschende der Universitätsfrauenklinik im französischen Poitiers untersucht, wie es sich auswirkt, wenn weniger Episiotomien vorgenommen werden:[10] »Nicht gut, was die OASIS-Rate angeht«, lautet die Antwort. Zwar ließ sich die Rate der eher seitlich (mediolateral) ausgerichteten Dammschnitte (Abb. 8) zwischen den Jahren 2005 und 2015 von 78,5 auf 16,2 Prozent senken. Das feiern viele als Erfolg und mit Schulterklopfen. Ja, die Dammschnittrate lässt sich erheblich senken. Aber was war der Preis, den die Schwangeren zahlten? Die Rate schwerer Schließmuskeldefekte stieg von 3,1 auf 12,7 Prozent im gleichen Zeitraum. Anders gesagt: Wurde bei Schwangeren an dieser Klinik eine Episiotomie durchgeführt, war die Chance auf intakte Darmschließmuskeln um ein Dreifaches höher als bei jenen Schwangeren, bei denen sie vermieden worden war. Dammschnitte sind nicht gut – aber sie zu vermeiden, macht es oft nicht besser. Vermutlich profitieren Schwangere nur, wenn ein rationaler Mittelweg zwischen Dammschnittepidemie und strikter Vermeidung gefunden wird.

Wer kann den richtigen Dammschnitt? Oder gibt es ihn nicht?

Wenn Dammschnitte gemacht werden, sollte wenigstens richtig geschnitten werden, jedenfalls so, wie es die Leitlinien definieren. Lediglich eine Minderheit der Hebammen, Ärztinnen und Ärzte war indessen einer Studie zufolge in der Lage, den Damm im richtigen Winkel zur Seite weg vom Anus einzuschneiden. In einer britischen Studie schafften es nur 15 Prozent der Studienteilnehmer, den Schnitt durch den Beckenboden an einem Modell innerhalb des vorgegebenen Winkels von 58 bis 62 Grad links oder rechts von der Mittellinie zu führen. Das gilt als der sicherste Winkel, will man ein Durchreißen zum Anus vermeiden. Das sind bemerkenswert viele Versager bei einer Prozedur, die zu den häufigsten in der Geburtshilfe zählt. Offenbar kann der Winkel nur visuell unter der Geburt abgeschätzt werden, wenn der Kopf des Babys aus dem Geburtskanal heraustritt. Ein falscher Winkel ist ein Risikofaktor dafür, dass der Dammschnitt weiter zum Schließmuskel des Afters durchreißt und damit eine Analinkontinenz, vielleicht sogar eine Stuhlinkontinenz zur Folge hat.

Aus all diesen Gründen sollten Frauen vor einer Geburt darüber aufgeklärt werden, dass in Sachen Dammschnitt, Dammriss, Dammschutz längst nicht alles so klar ist, wie man sich das wünscht. Dass sich manche Kliniken dieser Probleme bewusst sind, zeigt das stets positiv zu erwähnende Beispiel des Zürcher Universitätsspitals:[11] Zur Perfektionierung des Dammschutzes wurde im Rahmen eines Studienprojektes unter anderem eine Videoanalyse installiert. Mittels Handkamera wird zunächst der Ablauf gefilmt. Später, beim gemeinsamen Anschauen, ist die Analyse der Fehler dran. Es zeigte sich, dass die Hebammen mitunter ohne Sicht handelten. Das lässt verstehen, dass in solchen Blindflugaktionen der Winkel für die Schere nicht richtig beurteilt werden kann. Mithilfe dieser selbstkritischen Analysen konnte bislang die Inzidenz aller Arten von Geburtsverletzungen in Zürich gesenkt werden. So ist es richtig, aber das ist nicht die Regel, wie das Fazit der eingangs beschriebenen Hebammen-Bachelorarbeit aus Bern erkennen lässt. Danach waren weniger als 6 Prozent der befragten Hebammen in der Lage, Dammschutztechniken korrekt zu beschreiben. Die Autorinnen äußern freimütig einen Verdacht: Das könne womöglich damit erklärt werden, »dass sich Hebammen, Geburtshelferinnen sowie Geburtshelfer zu wenig mit dem Thema Dammschutztechniken befassen«.[12]

4.3 Schneller mit Kristeller?

»Wenn es zu dem Griff kommt, das kannst du mir glauben, ist dir das eh egal.«[1]

Man stelle sich vor, jemand wird mit einem medizinischen Verfahren behandelt oder operiert, das in aktuellen Lehrbüchern nicht mehr empfohlen wird. Dann hätten Juristinnen und Juristen leichtes Spiel, die Anwendung lässt einen Kunstfehler vermuten. Nicht so in der Geburtshilfe: Der sogenannte Kristeller-Handgriff oder die Kristeller-Hilfe wird, obwohl nicht mehr offiziell empfohlen, »in den Kreißsälen noch durchgeführt«, schrieb 2016 Prof. Dr. med. Franz Kainer, damals Chefarzt der Abteilung für Geburtshilfe in Nürnberg, in einem Artikel für Hebammen.[2] Statistiken lägen nicht vor, »da kein Perinatal-Programm die Anwendung dokumentiert«. Da keine Klinik sich bemüßigt fühlt oder gezwungen wird, dazu Angaben zu machen, heißt dies im Klartext.

Der Berliner Geburtshelfer Samuel Kristeller hat 1867 dieses nach ihm benannte Manöver angewandt, um ein Kind mit schwachen Herztönen aus der Mutter herauszudrücken – und zwar 29-mal. Das war vor rund 150 Jahren. Damals war der Kaiserschnitt noch sehr gefährlich für die Mutter und wurde selten überlebt. Es gab nicht viel anderes als solche verzweifelten Drückversuche oder die Zange. Im historischen Fallbeispiel war der Muttermund nur sieben Zentimeter geöffnet. Die Frau habe es »als akzeptabel« erlebt, heißt es in dem Aufsatz von Kainer, was man kaum glauben möchte.

Heute jedenfalls berichten viele Frauen Horrorstorys vom Kristeller-Handgriff oder von der Kristeller-Hilfe – und Hebammen sehen es ähnlich kritisch.[3] Schon die Bezeichnungen »Handgriff« und »Hilfe« führen in die Irre. Es handelt sich häufig um eine eher brachiale Maßnahme, die unvermittelt und plötzlich kommt, in Geburtsforen heißt es etwa: »Und dann hat sich der Arzt auf meinen Bauch geworfen.« Das Verfahren ist nicht einmal einheitlich definiert. Manche drücken mit zwei Händen von oben nach unten, manche Hebammen schieben jedoch mit dem Unterarm (höchst umstritten), manche schlingen etwas um das Bettgestell, um mit diesem Zug einen Halt zu haben, damit sie kräftig Druck ausüben können. Mitunter kristellern gar zwei Personen gleichzeitig oder nacheinander (wenn einer oder einem die Kraft ausgeht), oft stellen sich die Ausführenden auf einen Hocker oder irgendein Treppchen, um von oben mehr Gewalt ausüben zu können.

Frauen berichten, infolge des heftigen Drückens regelrecht das Gefühl gehabt zu haben, keine Luft mehr zu bekommen. Einige haben hinterher blaue Flecken auf ihrem Bauch. Man mache sich klar, wie viel Gewalt es braucht, um an Beinen oder Armen Quetschungen und blaue Flecken hervorzurufen. Bis weiches Bauchdeckengewebe blau anläuft, müssen rohe Kräfte walten, die nicht zuletzt das Baby gefährden.

Lehrstück geburtshilflicher Ignoranz

Das Kristellern ist geradezu ein Lehrstück für geburtshilfliche Ignoranz. Kainer schreibt selbst: »Obwohl es schon 150 Jahre angewendet wird, ist es nicht gut untersucht.« Warum nicht? Weil es im Grunde ein Eingeständnis ist, wie häufig im Kreißsaal derart massiv nachgeholfen werden muss, wenn die Geburt stockt. Die Hebamme Kareen Dannhauer schreibt in ihrem Blog unverblümt:[4] »Manchmal wirkt es tatsächlich wie ein hilfloser Versuch, ›irgendetwas‹ zu tun, um die Geburt zu beschleunigen.«

Zunächst zur Häufigkeit. Es gibt eine Arbeit aus Japan, die die Häufigkeit der Anwendung auf 11 Prozent aller Geburten beziffert.[5] In der Türkei, Korea, Brasilien und Indien ist Kristellern sogar regelrecht populär, auch in Europa, etwa Spanien. Dort geben Ärzte an, es bei verzögerten Geburten in 70 Prozent der Fälle anzuwenden, mit einem Minimum von 26 Prozent aller Geburten im Jahr 2010.[6] Aber das sind lediglich Anhaltspunkte. Hierzulande wird es nicht dokumentiert. Frau Dannhauer schreibt, sie sei in ihrer Hebammenausbildung Anfang der 1990er-Jahre an einer Klinik auf Assistenzärzte getroffen, »die bei **jeder** Geburt kristellert haben«. Damals wurde nach dem Motto gehandelt »Schneller mit Kristeller«. Und sie habe nur »sehr wenige Ärzte erlebt, die das wirklich sanft und gleichzeitig effektiv können«.

Für das Kristellern soll es zwei Indikationen, zwei erlaubte Begründungen geben: dass es dem Kind schlecht geht und dass Saugglocke, Zange oder Kaiserschnitt vermieden werden sollen, wenn es gilt, die Geburt rascher zu beenden. Manche wollen klare Bedingungen für das Anwenden des Kristeller-Handgriffes definieren, aber hier ist es wie mit allen

Maßnahmen, wenn eine Geburt nicht wirklich problemlos verläuft: Es dauert zu lange, die Mutter ist erschöpft, das Kardiotokogramm (CTG), das die kindlichen Herztöne aufzeichnet, sieht vielleicht nicht optimal aus, die Wehen wirken nicht mehr, es geht nicht voran, vielleicht haben alle Angst vor einer Notlage. Bei solchen Verläufen kommt es typischerweise zu Versuchen, die Sache zu beschleunigen – entweder mit Kristellern oder mit der Saugglocke (und Dammschnitt), der Zange oder mit einem Kaiserschnitt. Überlegt es sich das Personal im Kreißsaal zweimal, ob es die Zange oder Saugglocke ansetzt, fällt wohl die Entscheidung zum Kristellern leichter. Immer mehr gynäkologische Fachgesellschaften in Europa und auch international warnen inzwischen jedoch nachdrücklich davor, einfach mal eben zu kristellern. Sie wollen diesen »Brauch« eindämmen, und Fachleute plädieren dafür, dass es nur noch im Rahmen von Studien erlaubt sein soll, nicht standardmäßig.

Nutzlos ...

Eine umfassende Sichtung des Für und Widers der Cochrane-Gesellschaft fand keinerlei stichhaltige Argumente für einen Nutzen des Verfahrens.[7] Es ließ sich weder bestätigen, dass damit eine Geburt rascher zu beenden sei, noch zeigen, dass damit instrumentelle Geburten oder ein Kaiserschnitt verhindert würden. Wichtig zu wissen ist, dass dies von der Cochrane-Gesellschaft vermehrt in Studien bekräftigt worden ist. Sie kam zu dem Schluss, es seien keine Vorteile (»beneficial effects«) erkennbar. Kristellern ist folglich lange schon eine fragwürdige Praxis, für die es immer noch keine guten Argumente gibt. All dies ist nicht verwunderlich, denn letztlich mangelt es an verlässlichen Regeln für den Einsatz der brachialen Maßnahme, eher entscheidet die Willkür. Eine Arbeit aus Spanien zeigte, dass in der Mehrzahl der Fälle, in denen kristellert wurde, eigentlich gar kein Anlass dafür auszumachen war.[8]

Die Weltgesundheitsorganisation WHO urteilte folglich, dass die Nützlichkeit nicht nachgewiesen sei, und klassifiziert das Verfahren wegen der Risiken als »nicht empfehlenswert«. In Norwegen gilt Kristellern bereits seit der Jahrtausendwende – also seit mehr als 20 Jahren – als obsolet, ähnlich skeptisch stehen viele andere Länder dem Kristellern gegenüber, sehen es mitunter als Kunstfehler an. Auch Hebammen rufen hierzulande zu Bannmaßnahmen auf.[9] Sie sehen das Kristellern als »Anachronismus« in der Geburtshilfe und halten fest, dass es trotz »überwältigender internationaler Empfehlungen«, es bleiben zu lassen, dennoch praktiziert würde. Wichtig ist diese Evidenz aus der Wissenschaft nicht zuletzt, wenn es um Prozesse geht. Wenn Kliniken argumentieren, es sei schlicht notwendig gewesen zu kristellern, um einen Kaiserschnitt zu vermeiden, so ist und bleibt dies eine unbelegte Schutzbehauptung.

… und gefährlich für Mutter und Kind

Was bleibt, sind Nachteile und Risiken. So sei vor allem die Sicherheit des Kindes keineswegs garantiert, hält der schon zitierte Cochrane Review fest. Dazu sei daran erinnert, wie zart das Knochengerüst bei einem Säugling ist. Wenn sich jetzt die Halswirbelsäule staucht, weil von oben x-fach mit der Kraft eines Erwachsenen oder zweier Erwachsener dagegen gedrückt wird, kann das Kind neurologische Schäden und infolgedessen Lähmungen davontragen. Jetzt erschließt sich, warum so wenige dieses Manöver im Geburtsbericht niederschreiben: Wurde dem Kind wirklich Schaden zugefügt, lässt sich dies auf die ohnehin schwierige Geburt schieben. Als »schicksalhaft« müssen es die Eltern hinnehmen, und sie sollen keinen Verdacht schöpfen. Es ist vollkommen ungewiss, wie viele Geburtsschäden auf das Konto des Kristellerns gehen, da es schlicht nicht im Geburtsbericht dokumentiert wurde.

Seit der Jahrtausendwende wird in der geburtshilflichen Fachliteratur regelmäßig auf die Gefahren hingewiesen.[10] Dazu zählen das Reißen der Gebärmutter (Uterusruptur), Dammrisse, gebrochene Rippen, Blutergüsse und Leberschäden. Nicht nur OASIS sind beobachtet worden, auch innen am Gebärmutterhals, am Übergang der Scheide in die Gebärmutter, kann es zu Verletzungen kommen. Eine Analyse von mehr als 20.000 Geburten konnte die schon seit vielen Jahren geäußerten Warnungen in Bezug auf die Uterusruptur exakter beziffern: Bei einer Frau ohne Vorschäden oder Narben an der Gebärmutter wird durch das Kristellern das Risiko, dass die Gebärmutter unter der Geburt reißt (und damit Mutter und Kind schwere Langzeitschäden davontragen oder gar verbluten), mehr als verfünffacht.[11] Wird das Kind durch den noch nicht offenen Muttermund gedrückt, ist zudem zu befürchten, dass der Gebärmutterhals zerreißt. Das ist eine gravierende Verletzung mit Folgen. Der Gebärmutterhals ist der dichte Abschluss der Gebärmutter, mit dem sie in die Scheide hineinragt. Zerreißt er, stellt das in einer darauffolgenden Schwangerschaft eine Schwachstelle dar, das birgt die Gefahr einer Frühgeburt.

Beim Ungeborenen – das ja feststeckt im engen Geburtskanal – drohen unter anderem durch den massiven Druck Oberarm- und Schlüsselbeinbrüche, Verstauchungen der Wirbelsäule, Lähmungen am Oberarm, erhöhter Hirndruck mit Hirnschaden, Sauerstoffmangel, Übersäuerung des kindlichen Blutes und schlechtere Apgar-Werte, die als Maß für das Wohlbefinden des Neugeborenen unmittelbar nach der Geburt gelten. Schultereinklemmungen kommen ebenfalls häufiger vor.[12] Bei verzögerter Geburt und erschwertem Durchtreten des Kopfes wird genau deswegen nachdrücklich davor gewarnt, das Kristeller-Manöver auszuführen. Das hat damit zu tun, dass das Kind mit den Schultern umso häufiger eingeklemmt wird, je weiter oben es sich noch in falscher Ausgangsposition befindet, und beim Kristellern mit zu viel Wucht nach unten gedrückt wird. Befindet sich also der Kopf noch in der Beckenmitte, dürfte nicht kristellert werden.

Der Levator leidet beim Kristellern ebenfalls

Eine neuere Arbeit, die Anfang des Jahres 2019 veröffentlicht wurde, erbringt den Beleg, dass das Kristellern ebenfalls häufiger mit einem Abriss des Levatormuskels einhergeht:[13] Mütter, die diesem mitunter brachialen Druck ausgesetzt gewesen waren, erlitten doppelt so oft eine Levatoravulsion. Hier zeigt sich erneut, wie viele risikobehaftete Manöver im Rahmen einer natürlichen Geburt Verletzungen dieses wichtigen Muskels wahrscheinlicher machen. Die Avulsion wiederum ist häufig die Ursache für einen schwachen Beckenboden und vermehrte Rückfälle nach Senkungsoperationen in späteren Jahren. Am Beginn eines solch desaströsen Verlaufes steht vielleicht der harmlos klingende Satz: »Wir helfen Ihrem Baby ein wenig, wir drücken mit Ihnen mit.«

Diese Studie über Kristellern und Levator, an der auch deutsche Forschende der Frauenklinik in Kassel beteiligt waren, benennt nicht nur ein weiteres Kristeller-Risiko. Sie bekräftigt erneut, wie wenig Kliniken selbst heutzutage bereit sind, sich zum Kristellern zu bekennen und dies korrekt zu dokumentieren: In einer Pilotphase der Studie beobachteten die Forschenden nämlich zunächst, wie häufig kristellert wurde und wie häufig dies wahrheitsgemäß festgehalten wurde. Es zeigte sich, dass das nur bei jeder zehnten Schwangeren der Fall war. Daraufhin entschlossen sie sich, unabhängige Beobachtende einzusetzen – quasi zur Überwachung, um sicherzugehen, dass die Beteiligten im Kreißsaal tatsächlich so vorgegangen waren, wie es in den Dokumentationsbogen stand. Offenbar benötigen wir eine unabhängige Kontrolle, um echte Transparenz und wahrheitsgemäße Geburtsberichte sicherzustellen.

Beliebigkeit und mangelhafte Aufklärung

Eine rechtliche Betrachtung der Problematik rund um das Kristellern kommt zu dem Schluss, dass das »Phänomen« viel weiter verbreitet sei, als offiziell zugegeben werde.[14] Das zeigt die Selbstverständlichkeit, mit der manche Protagonisten der Geburtshilfe glauben, einfach verbergen zu dürfen, was sie tun. Es gebe, so schreiben die Juristinnen und Juristen aus Italien, mehrere Gerichtsurteile in Europa, die sich gegen das Kristellern ausgesprochen hätten. Dennoch grassiere die Anwendung nach wie vor. Vermutlich gäbe es einen riesigen Unterschied zwischen der

Zahl der bedauernswerten Vorkommnisse, die es bis vor die Gerichte schafften und juristisch dokumentiert würden, und dem, was in der Praxis tatsächlich geschehe. Eine beliebte Ausrede ist die, Kristellern sei alternativlos. Allerdings sind sogar eine ganze Reihe von risikoärmeren Alternativen dokumentiert – Gegendruck auf die Knie der Schwangeren im Sitzen, tiefe Hocke, Vierfüßlerposition und etliche andere.[15] Zunehmend wird daher Kristellern als eines der Paradebeispiele für »Übergriffe im Kreißsaal« thematisiert. Praktikanten und Praktikantinnen, die quasi als Neue hinzukommen und noch unbefangen beobachten können, sprechen in einer Befragung von »Betriebsblindheit« im Kreißsaal, von einem Einüben von Handlungen, die sie eigentlich ablehnen, die erkennbar nicht gerechtfertigt sind, in die man zwangsweise hineinsozialisiert werde. In einer umfassenden Recherche zum Kristellern kommen zwei Autorinnen zu folgendem Resümee:[16] »Der Kristellerhandgriff findet in der Geburtshilfe nach Belieben … Anwendung. Das Manöver wird abhängig von der Ausbildung, dem Erfahrungswissen und klinischen Setting unspezifisch ausgeführt. … Der Umgang mit dem Manöver ist aktuell oft unreflektiert.«

Das Kristellern ist somit charakteristisch für ein Handeln im Kreißsaal, das ohne hinreichenden Grund, ohne erkennbaren Nutzen, verbunden mit erheblichen Gefahren, ohne Aufklärung häufig angewendet und selten dokumentiert wird. Das wäre in anderen medizinischen Fächern nicht so einfach. In der Geburtsmedizin findet sich jedoch niemand an verantwortlicher Stelle, der hiergegen systematisch vorgeht. Was Schwangere im Internet zu diesem Thema schreiben, bestätigt all das: Die Mehrzahl der Frauen weiß überhaupt nicht, was mit ihnen angestellt worden ist, sie äußern mehrfach Sätze wie diesen:

»Danke, jetzt habe ich auch einen Namen zu den Vorgehensweisen im Kreißsaal.« Wer authentische Berichte dazu liest, möchte nicht glauben, dass das der Stand der Geburtshilfe im 21. Jahrhundert in Deutschland ist.

5

ALLES MUSS IN DIE WAAGSCHALE: RISIKEN, ALTERNATIVEN, GELD

5.1 Zu alt, zu schwer, zu schwach? - Abwägen vor jeder Geburt

»Birth is natural, such is earthquake.«
Pauline Hull[1]

Eine Geburt sei etwas Unvorhersehbares, man könne nie wissen. Das ist eine Formel, die rechtfertigen soll, dass frau Vertrauen in die Hebammen, in das Schicksal und in Ärztinnen oder Ärzte haben sollte. Jene, die vorsichtig oder skeptisch sind, sind Angsthasen und Neurotikerinnen. Das lenkt davon ab, dass es kalkulierbare Risiken gibt. Warum ist es klug, wenn sich Schwangere - deren Partnerinnen und Partner, Schwestern, Mütter, Freundinnen - damit befassen? Geschädigte erfahren so erstens, warum es dazu gekommen ist. Das hilft womöglich zweitens dabei, sich gezielt die richtigen Therapeuten suchen zu können. Drittens sollten Frauen vor einer nächsten Geburt wissen, welche neuerlichen, vermutlich noch größeren Gefahren auftreten können. Denn nach einem ersten Beckenbodendefekt stellen sich viele die Frage: »Was tue ich dem Beckenboden mit einer zweiten Schwangerschaft, mit einer zweiten vaginalen Geburt an?« Viertens hilft es, bei einem Rechtsstreit mit der Klinik Ansprüche daraus abzuleiten. Und fünftens beruhigt es, wenn eine Schwangere lernt, dass sie geradezu optimale Voraussetzungen für eine natürliche Geburt mitbringt.

Regelmäßig, wenn ich in Foren, bei Veranstaltungen, im Gespräch oder bei Beratungen die Klippen benenne, die es zu umschiffen gilt, werde ich gefragt, ob es nicht trotz solcher Risiken »klappen« könnte mit einer schönen, natürlichen Geburt ohne Verletzungen. Sicherlich gibt es das. frau kann Glück haben.

Sie selbst darf unbesehen auf ihr Glück vertrauen. Aber Hebammen, Ärztinnen und Ärzte dürfen das nicht, sonst sind sie Hasardeure. Sie müssen aufklären. Eine Lektorin mit mehreren erwachsenen Kindern, mit der ich etliche Gespräche über dieses Thema führte, sagte zu mir: »Seit ich mit Ihnen über die Risiken natürlicher Geburten diskutiere, fällt es mir wie Schuppen von den Augen, was für ein wahnsinniges Glück ich hatte.« Die Hebamme habe ihr nach einer ihrer Geburten gestanden: »Niemand vom Team dachte, dass das mit Ihnen gut gehen könnte.« Dieser Satz jagte ihr noch im Nachhinein einen Schreck ein: »Das war so, wie wenn ein Pilot nach der Landung sagt, niemand habe gedacht, dass das gut gehen könnte, und er trotzdem losgeflogen ist.« An diese Formulierung erinnere ich mich oft.

Statistiken und Wahrscheinlichkeiten geben Anhaltspunkte, keine Garantien. Es gibt Schwangere, die nach allem, was wir wissen, wenig Chancen haben, unversehrt durch eine natürliche Geburt zu kommen, und doch funktioniert alles wunderbar. Es gibt Schwangere mit perfekter Vorbereitung und optimaler Ausgangsposition – und dennoch tragen sie Verletzungen davon. Beides ist jedoch die Ausnahme – selten wird eine Schwangere mit optimalen Voraussetzungen gravierend verletzt, ebenso selten gibt es ein Happy End, wenn zahlreiche Risikofaktoren zusammenwirken. Leider werden zu viele Frauen in dem Wunschdenken bestärkt, sie hätten kaum etwas zu befürchten. Allein die Statistiken lehren, dass manche Frauen einfach schlechtere Karten haben – das gilt nicht nur für den Beckenboden. Wer Risiken kennt, kann Maßnahmen ergreifen, um Schäden zu vermeiden, zu minimieren. Besser: frau überlegt sich einen Notfallplan.

Groß und schwer – jedes Kilo, jeder Zentimeter zählt

Ein schweres Kind schafft es nicht so leicht durch den Geburtskanal wie ein leichteres. »Bei großen Babys besteht die Gefahr, dass die natürliche Geburt den Beckenboden der Frau erheblich in Mitleidenschaft zieht«, erläuterte Dr. med. Christian Albring, der langjährige Präsident des Berufsverbandes der Frauenärzte anlässlich des Weltdiabetestages im Jahr 2018.[2] »Die meisten Frauen wünschen sich eine natürliche Geburt«, so der Frauenarzt. »Aber wenn das Baby groß ist und wenn es sich um die erste Geburt handelt, ist eine länger dauernde Geburt wahrscheinlich.« Und er erklärt, was das heißt: »In der Geburtshilfe gilt folgende Regel, wenn der Muttermund vollständig eröffnet ist und die Austreibungsphase mit den Presswehen beginnt: Jede Viertelstunde, die diese Phase dauert, erhöht das Risiko für einen Riss oder Abriss der Beckenbodenmuskulatur um 8 Prozent; besonders Frauen über 35 Jahre sind gefährdet. Auch wenn das Baby selbst durch eine lange Austreibungsphase vielleicht keinen Schaden nimmt, sehen wir doch immer wieder, dass die Schäden am Beckenboden erheblich und bleibend sein können«, sagt Albring.

Verkeilen sich die Schultern, ist dies immer ein Notfall. Die Ärztin Anja Radusch nennt die Schulterdystokie den »Schrecken der Geburtshelfer«. In solchen Fällen hat es die Hebamme schwer, eine Schulter nach der anderen herauszuhebeln.[3] Die Zeit drängt, das Kind muss unbedingt geboren werden. Das Herausmanövrieren selbst macht bereits am Becken der Mutter einiges kaputt. Mütter beschreiben in Geburtsforen, wie sie wegen einer Schulterdystokie aufgedehnt werden mussten. Sie konnten danach über eine Woche nicht laufen, und das Baby hatte das Schlüsselbein gebrochen, was der Arzt als »Sollbruchstelle« bezeichnet habe. Um das Kind bei einer Schulterdystokie herauszubekommen, wird das McRoberts-Manöver angewandt, bei dem die Beine der Mutter stark angewinkelt werden. Das funktioniert allerdings nur in der Hälfte der Fälle. Für das Kind wird es problematisch, wenn ein Arm draußen ist und die Hebamme daran zieht. Denn der Zug kann so stark sein, dass die Nerven in der Achselhöhle verletzt werden. Dann trägt das Kind eine Armlähmung davon.

Die Armplexuslähmung heißt auch Klumpke-Lähmung, erstmals beschrieben von Augusta Déjerine-Klumpke (1849–1927), einer jungen Studentin aus den USA, die in Paris Medizin studierte. Sie war brillant und erkannte als Erste den Zusammenhang zwischen einer komplizierten Geburt und der Lähmung des Säuglings. Nur gegen Widerstände konnte sich die junge Frau – obwohl ihre Entdeckung sogar mit einem akademischen Preis der Pariser Universität ausgezeichnet worden war – eine Stelle als Assistenzärztin beschaffen, die erste in ganz Frankreich zu jener Zeit.

Es gibt eine klare Gewichts-Risiko-Beziehung: Bei Kindern, die mehr als 4.000 Gramm wiegen, beträgt das Risiko, dass es zu einer Schulterdystokie kommt, 4 Prozent, bei denen über 4.500 Gramm schon 11 Prozent. In einem solchen Fall ist jede neunte Schwangere mit ihrem Kind betroffen, bei Kindern über 5.000 Gramm sind es schon 40 Prozent, mehr als jede dritte. Einige empfehlen, einer Mutter bei einem erwartbaren Geburtsgewicht über 5.000 Gramm definitiv zu einem Kaiserschnitt zu raten, andere halten eine Aufklärung über die Risiken und die Alternative Kaiserschnitt schon bei 4.500 Gramm für geboten – erst recht wenn zusätzlich ein Diabetes vorliegt.

In Deutschland wiegt mehr als ein Drittel der Kinder bei der Geburt zwischen 3.500 und 4.000 Gramm; gut 10 Prozent erreichen ein Geburtsgewicht von mehr als 4.000 Gramm (davon 1 Prozent über 4.500 Gramm).[4]

Mit welchen Risiken muss eine Schwangere noch rechnen, die ein schweres Kind zur Welt bringen soll? Eine Untersuchung von 756 Erstgebärenden mit schwerem Beckenbodentrauma zeigt, dass das OASIS-Risiko 3,6-fach häufiger mit einem kindlichen Geburtsgewicht über vier Kilogramm einhergeht.[5] Ist die Schwangere eher klein, vergrößert sich das Risiko, später einen Gebärmuttervorfall oder einen anderen Organvorfall zu erleiden: Das Prolapsrisiko für Mütter mit einer Körpergröße unter 160 Zentimeter, die ein vier Kilogramm schweres Kind zur Welt brachten, war im Vergleich zu jenen mit leichteren Kindern doppelt so hoch.

Das Geburtsgewicht des Kindes kann jede Prävention torpedieren, wie eine Studie aus Grönland zeigt.[6] Dort konnten mit einem äußerst anspruchsvollen Programm viele der schwerwiegenden Verletzungen am Beckenboden verhindert werden. Alle Bemühungen blieben allerdings erfolglos, wenn die Mutter ein schweres Kind zur Welt bringen musste. Das Geburtsgewicht des Babys war und blieb eine Bürde für den Beckenboden, und diese Hürde konnte nicht genommen werden, was immer die Verantwortlichen zur Schadensminimierung anstellten.

Spätgebärende haben es immer schwerer

Das Alter macht der Hoffnung auf eine Idealgeburt ebenfalls häufig einen Strich durch die Rechnung. Das wird für die Geburtsberatung immer relevanter. Im Jahr 1970 lag das

Durchschnittsalter von Erstgebärenden in Europa bei 25, hierzulande leicht niedriger bei 24 Jahren. Das hat sich seither völlig verändert, an manchen Kliniken ist der Anteil der älteren Schwangeren nun fast doppelt so hoch, das Durchschnittsalter der Erstgebärenden liegt bei über 30 Jahren.[7] Frauen nehmen sich selbst mit Mitte 30 nicht als alt wahr – folglich würden sie nicht darauf kommen, für die Geburt ihres Kindes darin ein Problem zu sehen, obwohl man ab 35 von einer Risikoschwangerschaft spricht. Vieles ist für Frauen mit Mitte 30 spielend zu meistern, eine Geburt wird jedoch zunehmend zur Herausforderung.

Ältere Erstgebärende sind deshalb einem vielfach höheren Risiko ausgesetzt, nach einer vaginalen Geburt belastungsinkontinent zu werden (siehe Tabelle).

	Geburtsmodus	*Stressinkontinenz*
A: Ältere Erstgebärende (40,0 +/– 1,8 Jahre)	**vaginal**	38,5 %
B: Jüngere Erstgebärende (26,2 +/– 2,5 Jahre)	**vaginal**	9,8 %
C: Ältere Erstgebärende (40,7 +/– 3,6 Jahre)	**Kaiserschnitt**	16,7 %

Geburtsforscher in Israel haben dies an drei Gruppen von Schwangeren nachgewiesen: Bei den älteren Frauen (A) hatten nach vaginaler Geburt 38,5 Prozent eine Belastungs- bzw. Stressinkontinenz, unter den jüngeren (B) nicht einmal jede zehnte. Entbinden ältere Schwangere (C) jedoch per Sectio, können sie ihr altersbedingtes Inkontinenzrisiko mehr als halbieren.[8]

Ältere Schwangere müssen zudem vermehrt mit Levatoravulsionen und OASIS rechnen. Ab 18 trägt jedes Lebensjahr mit einer Risikoerhöhung von 1,064 Prozent zum Gesamtrisiko für schwerwiegende Beckenbodenschäden bei. Das bedeutet: Eine 40 Jahre alte Frau hat vor ihrer ersten Geburt im Vergleich zu einer 20 Jahre alten Frau ein um 346 Prozent höheres Risiko, schwere Beckenbodenschäden zu erleiden.[9] Leider sind sich viele Ältere unter den Schwangeren dessen nicht bewusst und denken, wenn sie schlank, körperlich fit und gesund ernährt sind, hätten sie alles richtig gemacht. Ein falscher Optimismus verführt dazu, trotz aller Schwierigkeiten im Geburtsverlauf durchzuhalten und alles – vom Wehenmittel übers Kristellern bis zur Saugglocke – zu akzeptieren, nicht wissend, was dies mit dem Beckenboden anstellt.

Erbliche Faktoren, Veranlagung, Bindegewebsschwäche

Die eine hat Krampfadern oder hadert mit Cellulitis, die andere nicht. Wie gut das eigene Binde- und Stützgewebe hält, bevor es reißt, ist nicht zuletzt eine Frage der erblichen Veranlagung. Deshalb lässt sich sowohl an solchen Schönheitsfehlern als auch an den nächsten weiblichen Verwandten ablesen, wie gut oder schlecht der eigene Körper in dieser Hinsicht reagiert. Eine Arbeitsgruppe aus Norwegen hat anhand eines großen Geburtenregisters untersucht, inwieweit bei Beckenbodenschäden die Veranlagung eine Rolle spielt. Dabei zeigte sich, dass Frauen, deren Mütter und Schwestern bereits OASIS erlitten hatten, doppelt so häufig ebenfalls verletzt wurden.[10] Es scheint, dass die Risiken in der mütterlichen Linie weitergegeben werden. Bei der weiblichen Verwandtschaft vorsichtig nachzufragen, könnte also nützlich sein.

Im Laufe der Schwangerschaft erhält frau ebenfalls sichtbare Hinweise auf die Elastizität und Belastbarkeit ihres Bindegewebes. Die Rede ist von Schwangerschaftsstreifen, sogenannten Striae gravidarum: Je stärker diese ausgeprägt sind, desto eher muss sie mit mittelgradigen Verletzungen am Beckenboden rechnen. Wissenschaftler aus Israel haben Frauen mit OASIS jeweils sechs und zwölf Monate nach der Geburt befragt.[11] Außerdem waren bei diesen Schwangeren Art und Umfang der Schwangerschaftsstreifen an Bauch, Po, Hüfte und Brust festgehalten worden. Es zeigte sich, dass das Ausmaß der Schwangerschaftsstreifen mit dem Verletzungsgrad am Schließmuskel korreliert: je ausgedehnter die Streifen, desto tiefer gehend die Schließmuskelverletzung. Schwangerschaftsstreifen gelten als ein eher grobes Kriterium für schwaches Bindegewebe. Auf molekularer Ebene geht es noch genauer. So können Forschende die Zusammensetzung des Kollagens und bestimmte Hormon-(Östrogen-)Bindungsstellen auf Körperzellen sogar mit der Neigung zu einem Organprolaps in Verbindung bringen.[12] Eine Bindegewebsschwäche als Veranlagung bedeutet somit geringere Dehnbarkeit, geringere Elastizität, und unter der Geburt heißt das: Es reißt einfach früher.

Erst kürzlich hat das Team um Dr. med. Russalina Ströder vom Universitätsklinikum des Saarlandes diese Beobachtungen in einer der weltweit seltenen höherwertigen, prospektiven Längsschnittstudien bestätigt.[13] Überprüft wurde, wie beeinträchtigt die Frauen während der Schwangerschaft und drei Monate sowie ein Jahr nach der Geburt waren. Die Forschenden beobachteten, dass ein schwaches Bindegewebe für Beckenbodenschäden empfänglich macht. Als Marker hierfür sahen sie Schwangerschaftsstreifen oder Cellulitis an. Daher ist es keinesfalls übertrieben, wenn Schwangere bei starker Ausbildung von Schwangerschaftsstreifen diese und andere Alarmzeichen – vielleicht solche aus der weiblichen Verwandtschaft – vor der Geburt in der betreuenden Frauenarztpraxis ansprechen.

Risikokalkulation – eine Investition für ein langes, gesundes Frauenleben

Jede Schwangere könnte folglich individuell über ihre Beckenbodenrisiken beraten werden. Dafür gibt es sogar eigene Risikoberechnungsalgorithmen, wie den UR-CHOICE-Rechner. Dieses Tool ist aus den Langzeitstudien von Professor Maria Gyhagen hervorgegangen, eine der unumstritten wichtigsten Forscherinnen in Sachen Beckenbodenrisiko an der Universitätsfrauenklinik in Göteborg.[14] Schwangere können ihre eigenen Werte – Alter, familiäre Belastung, Gewicht des Kindes – eingeben und sehen, welche Beckenbodenrisiken bei einer natürlichen Geburt im Vergleich zum Kaiserschnitt zu erwarten sind. »In meinen Augen haben Frauen das Recht, genau über das Pro und Kontra einer geplanten vaginalen Entbindung oder einer geplanten Sectio informiert zu werden«, erklärte mir Gyhagen ihre Motivation, als ich die Gynäkologin aus Schweden zu dieser Risikokalkulation befragte.

Bei einer Risikokalkulation gilt es, die langfristige Belastung von Beckenbodenschäden nicht zu unterschätzen. In einer Diplomarbeit der Universität Graz zu dieser Thematik steht:[15] »Werden die Symptome einer Senkung manifest, bedeutet dies für betroffene Frauen einen enormen Leidensdruck, der sich im Falle einer Inkontinenz mit dem eines Schlaganfalles oder einer Demenzerkrankung [!] vergleichen lässt. Das Lebenszeitrisiko, aufgrund einer symptomatischen Senkung operiert zu werden, liegt bei bis zu 19 Prozent.« Das ist die Dimension, mit der wir es zu tun haben: Die Krankheitslast eines Beckenbodenschadens ist mit Demenz oder Schlaganfall vergleichbar, das Operationsrisiko hoch. Meine jahrelange Mitgliedschaft in Facebook-Gruppen zum Thema Beckenbodenschaden hat mich gelehrt, dass etliche Frauen in tiefe depressive Löcher fallen, wenn sie die Erkenntnis überfällt, dass sie nie wieder ganz gesund werden. Manche sind sogar selbstmordgefährdet. Das gehört mit in die Waagschale jeder Risikokalkulation.

Deshalb möchte ich jene zu Wort kommen lassen, die die langfristige Perspektive kennen: Geriaterinnen und Geriater. Sie behandeln ausschließlich alte Menschen und zitieren oft diesen Spruch: »Oben Licht, unten dicht – lieber Gott, mehr will ich nicht.« Lassen wir einmal beiseite, dass dies für den einen zynisch, für andere despektierlich klingt. Mir kommt es auf die inhaltliche Botschaft an: Älteren Menschen sind zwei Dinge eminent wichtig, nämlich geistige Teilhabe – oben Licht – und Kontinenz – unten dicht. Die Bitte lautet nicht, es möge einem der Rollstuhl erspart bleiben. Sogar Schmerzen jagen Seniorinnen und Senioren offensichtlich nicht solche Angst ein. Dann, wenn wir es im Leben nach und nach mit Einschränkungen zu tun bekommen, wenn wir schlechter sehen und hören, wenn die Muskeln ihre Kraft verlieren und das Herz aus dem Takt gerät, wenn die Haare dünner werden und die Haut faltig wird, wenn uns das Treppensteigen schwerer fällt und der Schlaf flieht, wollen wir wenigstens zweierlei bewahren: die Souveränität über unsere Gedanken und über unsere Schließmuskeln – und das so lang wie möglich. Dies sollte zu denken geben, wenn Geburtsrisiken zur Abwägung anstehen.

5.2 Kein Muttermauerblümchen sein – Kaiserschnitt als Plan B

»Götter und Helden werden nicht durch die dunkle Enge des Geburtsweges getrieben.«
Volker Lehmann, Der Kayserliche Schnitt[1]

Frauen, die nach einer natürlichen Geburt viel Zeit brauchen, um zu genesen, grausige Erinnerungen an das Kristellern oder an die Zange haben, zweifeln häufig, ob sie sich das noch einmal antun wollen. Sie können sich plötzlich vorstellen, beim zweiten Kind einen Kaiserschnitt, eine Sectio, zu wählen. Nicht allein jene, die bereits einen Schaden davongetragen haben, sind sensibilisiert. Zunehmend hören Schwangere, die erstmals ein Kind erwarten, davon, dass es Risikorechner wie den UR-CHOICE gibt, um drohende Gefahren zu quantifizieren. Wer sich eine hohe Wahrscheinlichkeit für eine komplizierte Geburt und bleibende Schäden ausrechnen kann, kommt womöglich ins Grübeln.

Allerdings hat der Kaiserschnitt einen schlechten Ruf, für die meisten ist die Vorstellung einer solchen Geburt höchst beunruhigend. Das hat damit zu tun, dass beide Geburtsvarianten nicht immer fair miteinander verglichen werden. Generell heißt es, eine Schwangere sei nach einer natürlichen

Geburt rascher wieder fit als nach einem Kaiserschnitt. Aber das gilt nur für den Idealfall. Ein schwerer Dammriss oder Narben können erheblich länger wehtun als der Kaiserschnitt und den Alltag merkbar einschränken. Eine der Mütter, die ich beraten habe, klagte mir ihr Leid so: »Die Kaiserschnittmütter auf dem Spielplatz haben mich beneidet um meine natürliche Geburt. Die Wahrheit ist aber, ich war gar nicht zu beneiden. Die Wahrheit ist, ich habe umgekehrt die Kaiserschnittmütter beneidet. Zwar hatte ich es ›geschafft‹ – aber was heißt das schon? Während diese Frauen mit ihren Kindern herumtollten und es genießen konnten, wenn sie ihnen von oben übermütig in die Arme gesprungen sind, musste ich bei allem, was den Beckenboden belastet, höllisch aufpassen, meistens saß ich auf der Bank und schaute zu. Ich fühlte mich wie ein Muttermauerblümchen.«

Wir sind es nicht gewohnt, solche Geburtsschäden gegen den Kaiserschnitt abzuwägen. Aber wer jahrelang Physiotherapie benötigt oder einen Rattenschwanz an Operationen zur Therapie von Prolaps und Inkontinenz über sich ergehen lassen muss, der denkt vielleicht anders über den Kaiserschnitt. Deshalb ist es bei der Abwägung notwendig, einen neuen, differenzierenden Blick auf diese Operation zu werfen. Es soll nicht darum gehen, sämtliche Nachteile oder Vorteile von natürlicher Geburt oder Kaiserschnitt gegeneinander abzuwägen – hier geht es um Beckenbodenschäden. Vielmehr sollen Frauen, die bereits geschädigt sind oder denen erneut massive Komplikationen drohen, davor bewahrt werden, aus purer Angst vor dem Kaiserschnitt diese Alternative von vornherein auszuschließen. Über den Kaiserschnitt werden leider etliche Falschmeldungen verbreitet, die einer wissenschaftlichen Überprüfung nicht standhalten. Hier sollen deshalb Informationen präsentiert werden, die die öffentlichen Medien zum Thema Kaiserschnitt meist verschweigen.

Was du nicht willst, das man dir tut …

Der Spruch »Was du nicht willst, das man dir tu, das füg auch keinem andern zu« ist in meinen Augen die Nagelprobe ärztlicher Ratschläge: Was würde ich selbst wollen, was würde ich meiner Schwester, meiner Tochter raten? Daher ist die Frage berechtigt, was diejenigen, die sich gut und besser als andere im Kreißsaal auskennen, bevorzugen, wenn es um Entbindungen geht, vor allem wenn diese absehbar problematisch werden könnten.

Dazu gibt zum Beispiel eine Studie von 2008 aus Norwegen Auskunft, die untersucht, in welchen Berufsgruppen der Anteil der Kaiserschnitte höher war als beim Durchschnitt der Bevölkerung.[2] Unter den Frauen mit normaler Schulbildung hatten 8 Prozent ihre Kinder mit einem Kaiserschnitt zur Welt gebracht, bei jenen mit einem Universitätsabschluss waren es schon 12 Prozent. Besonders interessant ist die Beobachtung, dass unter den Lebenspartnerinnen von Ärzten oder unter den Ärztinnen selbst 19 Prozent mit Kaiserschnitt entbunden hatten – deutlich mehr als in der übrigen weiblichen Bevölkerung. Bei den Frauen von Chirurgen und den Chirurginnen selbst lag die Rate schon bei 26 Prozent. Und schaute man sich die Frauenärztinnen gesondert an, so hatten diese eine Kaiserschnittrate von 27 Prozent.

In Norwegen sind die Kaiserschnittraten insgesamt geringer als hierzulande, aber es geht nicht um die absoluten

Prozentzahlen, sondern um den Vergleich: Bei jenen, die sich in der Geburtshilfe auskennen, sind die Kaiserschnittraten dreifach höher als bei Frauen mit normaler Schulbildung und mehr als doppelt so hoch wie bei jenen mit Universitätsabschlüssen. Ganz klar, es geht um die Authentizität der genannten Gesundheitsberufe. Sie haben offenbar erkennbar weniger Bedenken, ihre eigenen Kinder mithilfe einer Operation zur Welt kommen zu lassen. Wir können daraus schließen, dass ihnen in Risikokonstellationen viel eher bewusst ist, wie problematisch für Mutter und Kind eine natürliche Geburt verlaufen kann.

Schon Jahre davor hatte die inzwischen viel zitierte und in der Fachwelt berühmte Al-Mufti-Umfrage Furore gemacht: Eine Arbeitsgruppe um den Urogynäkologen Professor Raghad Al-Mufti vom Charlotte's and Chelsea Hospital in London hatte 282 Fachärztinnen, Fachärzte sowie Ärztinnen und Ärzte mit Erfahrung in Frauenheilkunde befragt, welchen Geburtsmodus sie bevorzugen würden.[3] Erstaunlich viele meldeten sich – die Antwortquote betrug 73 Prozent, das ist hoch für eine Umfrage und immer ein Beweis dafür, dass die Befragten das Thema aufwühlt und sie es ernst nehmen. 17 Prozent wollten definitiv einen Kaiserschnitt. Werteten die Forschenden allein die Antworten von Frauen aus, wählten sogar 31 Prozent den Wunschkaiserschnitt. Das heißt: Fast ein Drittel der Frauen, die sich in Urogynäkologie auskennen, wollten einen Kaiserschnitt. Die Mehrzahl von ihnen deshalb, weil sie Beckenbodenschäden fürchteten – hier vor allem die Langzeitbelastung durch Harn- und Stuhlinkontinenz. Da mehrere Angaben gemacht werden konnten, lässt sich eine weitere Beobachtung ableiten: Ebenfalls eine Mehrheit der Befragten (59 Prozent) befürchtete, dass sich eine vaginale Geburt ungünstig auf das Sexleben auswirkt. Von den Befragten wünschten sich 57 Prozent einen Kaiserschnitt, wenn sich das Kind in Beckenendlage befand. Würde es voraussichtlich über 4.500 Gramm wiegen, bevorzugten sogar 68 Prozent auf jeden Fall die Operation. Nicht auf einen Kaiserschnitt verzichten wollten 39 Prozent, wenn das Geburtsgewicht zwischen 4.000 und 4.500 Gramm liegen sollte. Dies zeigt: Wer sich auskennt und weiß, wann die Gefahr einer komplizierten Geburt groß ist, neigt dazu, Plan B zu wählen. »Sollten wir solche Informationen nicht an die Schwangeren weitergeben?«, lautet als Frage der letzte Satz des Artikels, in dem das Autorenteam aus England diese Daten präsentierte. Das war im Jahr 1996 – jeder mag für sich beantworten, ob heutzutage, mehr als ein Vierteljahrhundert später, Schwangere über diese Befürchtungen, die die Fachwelt offen bekennt, aufgeklärt werden.

Wie sieht es in Deutschland aus? Für eine deutsche Studie wurden auf einem Urogynäkologenkongress 432 Delegierte (davon 66,7 Prozent Frauen) um ihre Meinung gebeten.[4] Interessant ist: Hier antworteten nur 43 Prozent, mehr als die Hälfte wollten lieber nichts dazu sagen. Von denen, die antworteten, wollten 12,2 Prozent einen Kaiserschnitt selbst dann, wenn die Voraussetzungen für eine natürliche Geburt optimal waren. Das sind nicht wenige, denn gleichzeitig beträgt der Anteil unter Schwangeren einer gesetzlichen Krankenversicherung, die einen Kaiserschnitt erbitten, lediglich 2,1 Prozent. Dieser Prozentsatz an »Wunschkaiserschnitten« sei repräsentativ für die gesetzlich krankenversicherte weibliche Bevölkerung, heißt es in der Erhebung.[5] Der Vergleich zeigt mithin: Die Ärzteschaft ist hierzulande beim Kaiserschnittwunsch der übrigen weiblichen Bevölkerung ebenfalls ein ganzes Stück »voraus«. Viel häufiger halten jene, die Bescheid wissen, einen Kaiserschnitt für notwendig als jene, die weniger gut über Beckenbodenschäden informiert sind: 12,2 Prozent gegen 2,1 Prozent. Die Nachfolgestudie zu dieser Delegiertenbefragung hat die Wünsche von Expertinnen und Experten explizit mit denen von Laien verglichen. Es stellte sich heraus, dass deutlich mehr als die Hälfte unter den wohlinformierten Fachfrauen den Kaiserschnitt wünschen, weil sie sich Sorgen um ihren Beckenboden machen. Bei den befragten Schwangeren, die keinen medizinischen Beruf ausüben, tut dies nur jede elfte Frau. Da fragt sich frau unwillkürlich: Was wissen die über Beckenbodenschäden, was die normale Schwangere nicht zu hören bekommt?

Ich fand es erhellend, als ich mit einer jungen Anästhesistin im Krankenhaus über Geburtsrisiken diskutierte. Es ist nämlich keineswegs so, dass allein Frauenärztinnen im Kreißsaal mit dem Thema Beckenbodenschaden konfrontiert werden. Diese Ärztin machte beispielsweise in ihren Diensten mehrfach die Erfahrung mit Beckenbodenschäden, wenn verletzte Frauen nach einer vaginalen Geburt im OP versorgt werden mussten und sie selbst für deren Betäubung zuständig war. »Wissen Sie, das gibt mir als Narkoseärztin schon zu denken, wenn ich die Chirurgen hinterher darüber reden höre. Wenn die ungeniert äußern, ob ›so etwas‹ der Frau nicht hätte erspart bleiben können«, schilderte sie ihre Erfahrungen. Wir sprachen darüber, dass die Beckenbodenproblematik unter den jungen Ärztinnen aufgrund solcher Erlebnisse durchaus ein Thema sei und viele sich Gedanken machten. Freimütig öffentlich darüber sprechen will jedoch kaum eine. Aus einer anderen Klinik wurde mir der Fall einer Gynäkologin geschildert, die aufgrund von Risiken früh in ihrer Schwangerschaft den festen Vorsatz gefasst hatte, per Kaiserschnitt zu entbinden. Sie verheimlichte es jedoch bis wenige Tage vor dem Termin, um nicht angefeindet oder »zur Umkehr« genötigt zu werden. Warum ist das erwähnenswert? Es zeugt von einem Klima, in dem Frauen, selbst Expertinnen, nicht frei und offen einen Kaiserschnitt planen dürfen, wenn der andere Weg zu waghalsig wäre, sonst droht offenbar eine Vorverurteilung.

Insiderkenntnisse, egoistische Mütter und das schlechte Gewissen

In Schweden hingegen herrscht eine andere Transparenz. Und dies führt nebenbei bemerkt nicht zu höheren, sondern im Gegenteil zu geringeren Kaiserschnittraten als in Deutschland. Dort hat man zum Beispiel offen darüber berichtet, dass es ein »knowledge gap« gibt, einen Wissensvorsprung zwischen jenen, die in der Geburtshilfe arbeiten, und denen, die als normale Schwangere ohne jenes Vorwissen in ihre Geburt gehen. An der Studie lässt sich jedoch auch ablesen, dass die Generation schwedischer Hebammen, die 1975 geboren wurden und bei der Befragung 36 Jahre alt waren, gewissenhaft darauf achteten, möglichst nicht mit einer Zange oder Saugglocke traktiert zu werden.[6] Bei ihnen lag die Rate instrumenteller Geburten etwa zwischen 3 und 4 Prozent, aber bei den Schwangeren, die keine Hebammen waren und auch keine anderweitigen medizinischen Kenntnisse besaßen, betrug sie zwischen 15 und 20 Prozent. Eine Hebamme weiß in Sachen

Zange oder Saugglocke nur zu genau, was auf sie zukommt. Sie kann ihren Kolleginnen von vorneherein klarmachen: »Seht bitte zu, dass keiner mich damit malträtiert« – und die Insider wissen, was zu tun ist.

Wer spricht mit Schwangeren über solche in medizinischen Zeitschriften von kritischen Forschenden veröffentlichten Studienergebnisse? In der Öffentlichkeit erklären ihnen Expertinnen und Experten, dass die natürliche Geburt immer und in jedem Fall für Mutter und Kind das Beste sei. Schaut frau indessen, was viele Expertinnen selbst tun, wie oft sie quasi gegen die Aussagen ihrer eigenen Profession verstoßen, sind Zweifel an der offiziellen Doktrin angebracht. Nicht nur aus dem Norden Europas, auch von Umfragen in den USA und Kanada weiß man, dass mehr als jede fünfte Ärztin für sich oder ein Arzt für seine Partnerin einen Kaiserschnitt bevorzugen würde.[7] Hier sind es sogar 70 Prozent, wenn das Geburtsgewicht des Kindes über 4.000 Gramm liegt – sie wenden also eindeutig eine Risikokalkulation an. Aus der Türkei wissen wir aufgrund einschlägiger Befragungen, dass Frauenärztinnen selbst oder die Ehefrauen von männlichen Fachvertretern in fast zwei Dritteln der Fälle (bei 61,8 Prozent) bereits einen Kaiserschnitt hatten, dass diese in der großen Mehrzahl geplant waren (bei 88,7 Prozent) und es hauptsächlich geschah, um Verletzungen am Analsphinkter und am Beckenboden zu vermeiden.[8] Wir haben es also mit einem in vielen Ländern der Welt und bei ganz unterschiedlichen Kulturen verbreiteten Phänomen zu tun: Wenn Geburten absehbar Komplikationen für den Beckenboden mit sich bringen, entscheiden sich Berufsgruppen, die diese Zusammenhänge genau kennen, eher für einen Kaiserschnitt.

Öffentliche Medien vermitteln hingegen ein anderes Bild. Da wird mit dem Finger auf die bodybewussten Prominenten und Models gezeigt, die angeblich Kaiserschnitte wünschen, weil sie sich zu fein sind zum Pressen, »too posh to push«, lautet der Vorwurf. Beliebt ist zudem, Schwangere, die sich so entscheiden, als karrierebesessene Workaholics zu charakterisieren. Da werden Frauen beschrieben, die mal eben zwischen zwei Konferenzen einen Kaiserschnitt einplanen. Wieder andere werden als Kontrollfreaks abqualifiziert, die ihrem Körper nicht vertrauen. So entsteht ein Zerrbild unsympathischer, egoistischer Frauen, obwohl sich die meisten aus ganz anderen Gründen für einen Kaiserschnitt entscheiden. Das ist manipulativ und schreckt ab: Wer will schon als Mutter mit solchen Attributen in Verbindung gebracht werden?

So entsteht vor allem der völlig falsche Eindruck, ein Kaiserschnitt sei allenfalls für die Mutter gut. Ein rechtzeitig vorgenommener Kaiserschnitt ist jedoch in einer Risikosituation zweifelsfrei ebenso für das Kind das Beste. Eine vaginale Geburt, bei der es am Ende eng und nötig wird, die Zange oder die Saugglocke anzuwenden, die vielleicht ein McRoberts-Manöver oder einen Notkaiserschnitt erzwingt, gefährdet sowohl die Mutter als auch ihr Kind viel mehr als eine frühe, rechtzeitige Entscheidung für diese Alternative. Wer versucht, die Wahl des Geburtsmodus als Wahl zwischen Kindeswohl und Mutterwohl gegeneinander auszuspielen, handelt wissenschaftlich unredlich. Dies ist ein fragwürdiger Versuch, das Kind zu instrumentalisieren und gegen die Mutter auszuspielen. Mütter, die vielleicht sogar klar erkennen, welche Risiken sie mit einer natürlichen Geburt eingehen, geraten so in eine Zwickmühle: Sie fürchten, nicht »das Beste« für ihr Kind zu tun.

Geschwister geben Auskunft – es ist egal, wie wir geboren werden

Aber wie berechtigt ist die Drohung, der Kaiserschnitt schade dem Kind, und wie berechtigt ist es, Müttern ein schlechtes Gewissen zu machen? Gar nicht, wie anhand des folgenden Vorwurfes beispielhaft gezeigt werden soll: Es heißt immer wieder, durch den Kaiserschnitt würden Kinder zu Allergikern, ihr Immunsystem würde später nicht so gut funktionieren wie das der vaginal geborenen. Dieser Vorwurf ist entstanden aus der Hypothese: Die Zahl der Allergien nimmt stetig zu, die Zahl der Kaiserschnitte ebenfalls, es könne einen Zusammenhang geben. So ähnlich war das schon beim Impfen: Die Zahl der Allergien nimmt ständig zu, die Zahl der Impfungen genauso, das hat bestimmt miteinander zu tun. Leider offenbarte sich bei genauerem Hinsehen, dass in der ehemaligen DDR, wo alle Kinder radikal gegen alles durchgeimpft worden waren, die Allergierate deutlich niedriger war als im Westen, wo die Kinder weit seltener die vorgesehenen Impfungen erhielten.

Wie verhält es sich also mit dem Allergierisiko der Kaiserschnittkinder? Die Begründungen dafür sind nicht nur schwach, es gibt profunde Gegenargumente. Wer sich über die Risiken des Kaiserschnittes für das Kind informieren will, sollte sich mit Geschwisterstudien befassen. Diese sind aussagekräftig, denn sie eliminieren Missverständnisse und Einflüsse, die das Studienergebnis verfälschen. Denn Geschwisterkinder teilen einen Großteil des Erbguts mit ihren Eltern, sie wachsen in der gleichen Umgebung auf. Sie ernähren sich ähnlich, nämlich so, wie in dieser Familie gekocht wird, sie atmen die gleiche Land- oder Stadtautobahnluft ein, ihre Eltern rauchen oder rauchen nicht, ihre Mütter stillen oder stillen nicht. Dies alles beeinflusst zum Beispiel das Allergierisiko – so haben Kinder weniger Allergien, wenn sie auf dem Land aufwachsen, sie haben mehr, wenn die Eltern rauchen oder selbst Allergiker sind. Wächst ein Kaiserschnittkind bei rauchenden Eltern auf, so hat es eher Allergien als ein vaginal geborenes Kind, dessen Eltern nicht rauchen – nicht wegen des Kaiserschnittes, sondern weil die Eltern rauchen. Solche verzerrenden Ursachen oder Confounder spielen jedoch keinerlei Rolle mehr in Geschwisterstudien, denn für Geschwisterkinder sind fast sämtliche Einflüsse ziemlich konstant, sie stammen von denselben Eltern und haben ein vergleichbares genetisches Risiko. Wird nun eines der Geschwister vaginal, das andere per Kaiserschnitt geboren, lassen sich beim Vergleich die Confounder herausrechnen – eine falsche Ursachenzuschreibung von Allergien ist weitgehend ausgeschlossen.

Was sagen uns die Ergebnisse der Geschwisterstudien? Die Kinderärztin Dr. Catarina Almqvist von der Astrid-Lindgren-Kinderklinik in Stockholm konnte mittels Auswertung der Daten von 87.500 Geschwisterpaaren zeigen, dass das Asthmarisiko der Kinder sich nach einem elektiven, geplanten Kaiserschnitt, der bewusst und ohne Versuch einer natürlichen Geburt unternommen wurde, nicht erhöht.[9] Musste jedoch ein frustrierender und gefährlicher Versuch, es auf natürlichem Weg zu schaffen, mit einem Notkaiserschnitt in letzter Minute beendet werden, erhöhte sich das Asthmarisiko. Das spreche eher dafür, meinen Almqvist und ihre Arbeitsgruppe, dass zum Beispiel

Vorerkrankungen vorgelegen haben, die Asthma fördern und eine natürliche Geburt verkomplizieren. So kann etwa eine Mutter, die selbst an Asthma erkrankt ist, vielleicht eine Geburt nicht so gut durchstehen, weil Medikamente unter der Geburt das Asthma verschlimmern können, sie infolgedessen nicht so gut atmen kann. In dem Fall hat das Kind ein erhöhtes Risiko, später selbst an Asthma zu erkranken: nicht weil der Kaiserschnitt ein Allergierisiko birgt, sondern weil die Mutter ihre eigene Anfälligkeit für Allergien vererbt – und sie aufgrund ihres Asthmas einen Kaiserschnitt benötigte.

Ihre Resultate, so argumentiert Almqvist weiter, sprächen deshalb eher gegen den Kaiserschnitt als Verursacher, wie die sogenannte Upstate KIDS-Studie aus dem Staat New York bestätigt.[10] Außerdem bekräftigen dies Studien mit Zwillingen, bei denen eines der Kinder vaginal entbunden wurde, das andere per Kaiserschnitt – etwa wenn es dem nachfolgenden Kind bei einer zunächst natürlich geplanten Zwillingsgeburt plötzlich nicht mehr gut geht.[11] Der Zwillingsvergleich lässt ebenfalls keine Unterschiede in puncto Asthmarisiko in der Kindheit erkennen.

Ein Kaiserschnitt macht kein Kind krank

Interessant ist beim Thema Allergierisiko nicht zuletzt eine Studie aus Hongkong: Die Resultate zeigen nämlich, dass Kinder, deren natürlicher Geburtsverlauf besonders schwer und problematisch war, sodass sie mittels Zange oder Saugglocke herausgezogen werden mussten, ein signifikant höheres Risiko für eine spätere Asthmaerkrankung hatten.[12] Bei diesen Geburten hat das Baby besonders intensiven Kontakt zu den mütterlichen Scheidenkeimen, zum vaginalen Mikrobiom, denn es steckt im Geburtskanal so fest, dass es gerade deswegen mithilfe einer Zange oder Saugglocke herausgezogen werden muss. Eigentlich wird das vermeintliche Allergierisiko der Kaiserschnittkinder stets damit begründet, dass diesen Kindern die mütterliche Bakterientaufe in der Scheide fehlte. Sie würden ungenügend imprägniert. Folglich dürften Kinder nach instrumentellen Geburten, die besonders intensiv in der Scheide mit der mütterlichen Keimflora in Kontakt gekommen sind, keinesfalls ein höheres Asthmarisiko haben – dennoch ist das so, weil die Geburt so kompliziert und belastend war.

Eine schwierige Geburt, das lässt sich daraus ableiten, macht kein Baby immunologisch kompetenter, das hat nichts damit zu tun, ob die Geburt vaginal mit Zange und Saugglocke oder mit Kaiserschnitt beendet wird. Daher lautet das Fazit der GUSTO-Studie (Growing Up in Singapore Towards healthy Outcomes) ebenfalls zusammenfassend: Es gibt keinen Unterschied in Bezug auf vermehrte Asthmafälle, Hautekzeme oder Heuschnupfen zwischen natürlich und per Kaiserschnitt geborenen Kindern. Das Besondere an dieser Untersuchung war, dass die Mütter aus beiden Gruppen in ihrem Risikoprofil vergleichbar waren, was Alter, Körpergewicht, eigenes Allergierisiko und andere Eigenschaften betrifft.[13]

Diese Erkenntnis gilt für etliche andere Erkrankungen, die mit einem gestörten Immun- oder Abwehrsystem in Verbindung gebracht werden. Eine große Längsschnittstudie aus Kanada belegt das noch einmal umfassend für zahlreiche Autoimmunerkrankungen. Hierfür wurden die Daten von 934.873 Kindern, die zwischen 2006 und 2019 vaginal (73 Prozent) oder per Kaiserschnitt (27 Prozent) geboren wurden, analysiert, ihr Schicksal wurde über 7,4 Jahre hinweg beobachtet.[14] Es wurden sogar nur die ganz problemlosen natürlichen Geburten den Kaiserschnittgeburten gegenübergestellt. Das Team um Nathalie Auger von der McGill University in Montreal/Quebec prüfte in einer Datenbank für alle Kliniken in Quebec, wie viele Kinder der beiden Kohorten bis Ende März 2020 je bis zum Alter von 14 Jahren wegen einer Autoimmunerkrankung stationäre Behandlung erhalten hatten. Der Vergleich erbrachte keinerlei (!) Unterschied. Diese Studie liefere nun den Beweis gegen die Annahme, Kaiserschnittkinder hätten eine gestörte Immunbalance, da sie der vaginalen mütterlichen Flora nicht ausgesetzt waren, so lautet das Resümee aus Kanada. Folglich deuten alle diese wissenschaftlichen Untersuchungen in ihrer Summe darauf hin, dass von der Behauptung, die Abwehrkräfte der Kinder würden durch die Art der Geburt beeinflusst, nichts mehr übrig bleibt, wenn die statistische Datenauswertung alle verfälschenden Faktoren berücksichtigt.

Für die Kinderpsychiaterin Christine Freitag vom Interdisziplinären Zentrum für Neurowissenschaften an der Universität Frankfurt haben vor allem die aufwendigen Geschwisteranalysen nicht zuletzt den positiven Effekt, dass sie den Müttern von erkrankten Kindern Schuldgefühle nehmen können: Nicht weil die Mutter einen Kaiserschnitt hatte, hat ein Kind Asthma oder Diabetes, es wäre ebenso erkrankt, wenn es eine natürliche Geburt gewesen wäre. Wenn es also darum geht, bei erkennbaren Geburtsrisiken über Plan B nachzudenken, so ist es wissenschaftlich fragwürdig, dies unter Verweis auf erhöhte Allergie- oder sonstige Gesundheitsrisiken für das Kind zu unterbinden – und fragwürdig, den Müttern Selbstvorwürfe einzuimpfen, für die es keinen Grund gibt. Deutlich mehr langfristige Schäden trägt ein Kind davon, wenn es im Rahmen einer schwierigen vaginalen Entbindung instrumentell oder per Notkaiserschnitt geboren wird.

Warum macht man es Kaiserschnittmüttern so schwer?

Leider werden besondere Bedürfnisse der Kaiserschnittmütter noch viel zu selten in den Geburtskliniken berücksichtigt. Bedauerlich ist unter anderem, dass sie wegen verschiedener Handicaps in Kliniken daran gehindert werden, das Stillen von Anfang an richtig anzugehen. Wird eine Mutter nach der Operation erst spät am nächsten Tag von der Überwachungsstation auf die Säuglingsstation gebracht, ist das frühe Anlegen an die Brust versäumt worden, wenn hierfür keine Vorkehrungen getroffen worden sind. »Um das Kind nach der OP in den Aufwachraum zu Ihnen zu bringen, haben wir keine Zeit«, heißt es mitunter in den Kliniken. Das macht den Müttern zusätzlich Angst. Dabei ist es oft lediglich eine Frage des guten Willens. Den Unterschied konnte ich selbst nach einem Kaiserschnitt hautnah erfahren. Eine überaus fürsorgliche Krankenschwester hängte mir die nötigen Infusionen immer früh am Tag an: »Dann sind Sie ab Mittag beweglicher ohne Infusion und können das Kind zum Stillen in Ruhe im Arm halten«, begründete sie ihr überlegtes Timing. Das ist umso wichtiger, als zum Beispiel gerade das Stillen ein Präventionsmittel allererster Güte ist. In der im August 2019 veröffentlichten ARCO-Kids-Studie (Allergic Rhinitis Cohort Study for Kids) wurde untersucht, wie sich Heuschnupfen als eine der häufigsten Allergieformen verhindern ließe.[15] Langes Stillen über zwölf

Monate oder länger führt dazu, dass sich die Allergiehäufigkeit halbiert – im Vergleich zu Kindern, die nicht so lang gestillt worden waren. Dabei war völlig egal, wie die Kinder geboren worden waren.

Stillen muss man nicht unbedingt hypen, aber man muss Kaiserschnittmütter unterstützen, die stillen wollen, statt es ihnen so schwer wie möglich zu machen. Daher sollten sich Schwangere eine Klinik aussuchen, die einer Mutter mit Risikofaktoren vorurteilsfrei gegenübersteht und den Kaiserschnitt in diesem Fall rückhaltlos befürwortet. Ein Krankenhaus, in dem ein Anti-Kaiserschnitt-Klima herrscht, wird die Operation zwar nolens volens akzeptieren, eine werdende Mutter braucht indes mehr als bloße Akzeptanz – sie benötigt echte Unterstützung und Vertrauen.

Warum sich Schwangere für einen Kaiserschnitt entscheiden

Frauen, die vor einer Geburt zweifeln, welche Methode für sie die geeignetere ist, hilft es womöglich, die wahren Gründe zu erfahren, warum Schwangere sich für einen Kaiserschnitt entscheiden. Es ist nämlich eine Mär, Mütter täten dies aus Bequemlichkeit, aufgrund von Starallüren, wegen ihres Terminmanagements oder weil sie überneurotisch wären und unbegründete Ängste hätten. Der Hauptfaktor ist ein anderer. Eine Vielzahl von Frauen macht nämlich eine derart traumatisierende Erfahrung mit einer natürlichen Geburt, dass sie danach ihre Ansicht ändert. Wer nachfragt, erfährt: Fast jede vierte Schwangere entscheidet sich für Plan B, weil sie überaus unglückliche Erfahrungen mit einer natürlichen

Geburt machen musste.[16] Sind es vor einer Geburt 8 Prozent, die Ängste haben, sind es dreimal so viele, wenn sie bereits eine Geburt hinter sich haben. Nicht zuletzt jene, die einen Notkaiserschnitt hinnehmen mussten – also eine normale Entbindung geplant hatten, die jedoch aus dem Ruder lief –, wünschen sich bei der nächsten Geburt einen geplanten Kaiserschnitt.

Wer die ungeprüfte These verbreitet, Psychotherapeuten müssten ihnen ihre Ängste ausreden, wegtherapieren, sollte diese Beobachtungen zur Kenntnis nehmen. Schwangere Frauen sind nicht diffus neurotisch, sie bilden sich das nicht ein, ihre Befürchtungen sind offensichtlich begründet und nach einer natürlichen Geburt daher sogar größer. Ein Forscherteam aus Norwegen formuliert eindeutig:[17] »Fear of birth emerged most commonly as a result of a previous traumatic birth experience that prompted a preference for a planned Cesarean to avoid a repetition of the trauma.« Daher wollen – so das Resultat einer Studie aus mehreren europäischen Ländern – aufgrund negativer Geburtserfahrungen eben auch mehr als doppelt so häufig Mehrgebärende im Vergleich zu Erstgebärenden einen Kaiserschnitt.[18]

Schwangere, die bereits eine Geburt hinter sich gebracht haben, können außerdem ihren Wunsch nach einem Kaiserschnitt eher durchsetzen. Den Mehrgebärenden gelingt dies in 25 Prozent, Erstgebärenden jedoch nur in 16 Prozent der Fälle. Eine Frau mit Geburtserfahrung wisse besser, was im Kreißsaal ablaufe, und das Personal habe ihren klug gewählten Argumenten weniger entgegenzusetzen als einer ahnungslosen Erstgebärenden, der man ihre Absicht noch ausreden könne, räumen diejenigen ein, die diese Daten in einer Studie erhoben haben.[19] Sie geben ehrlich zu, dass Erstgebärende nicht darauf vorbereitet sind, was sie erwartet.

Warum müssen Frauen erst eine negative Erfahrung im Rahmen einer unglückseligen vaginalen Geburt machen, bis ihre Bedenken ernst genommen werden? Warum müssen sie sich überhaupt »durchsetzen«? Es geht um Hilfe, nicht um beinharte Vertragsverhandlungen. Bei meinen Beratungen hatte ich mit einer Mutter von drei Kindern gesprochen, die in ihrer vierten Schwangerschaft völlig verzweifelt und panisch der bevorstehenden Geburt entgegensah. Sie hatte ihre ersten drei Kinder vaginal geboren – allerdings waren es drei absolute Negativerfahrungen, und sie selbst und ihre Kinder waren nur dank gütiger Schutzengel schwersten Gesundheitsschäden entgangen. Alle Geburten verliefen kompliziert, bei den Kindern drohte Sauerstoffmangel, bei zwei Geburten war es bereits zu einer Schulterdystokie gekommen. Wie durch ein Wunder hatte die Mutter noch keine gravierenden Beckenbodenschäden davongetragen. »Jeder will mir erzählen, ich hätte drei gesunde Kinder natürlich entbunden, ich solle nicht hysterisch sein, es sei doch alles im grünen Bereich«, erzählte sie mir mit bebender Stimme, und »dann tätscheln die mich, als sei ich ein kleines Kind«, schilderte sie die entwürdigende Geste. Ihr Mann, der diese Geburten miterlebt hatte, sei ebenfalls nur noch ein nervliches Wrack, wenn er an die bevorstehende vierte Entbindung denke. Sie wolle sich diesmal nicht erneut zu einer natürlichen Geburt überreden lassen, daher bat sie mich um Unterstützung. Ich schickte ihr zum einen wissenschaftliche Studien, die die Wiederholungsgefahr bei Schulterdystokie belegen – sträflich, einer solchen Mutter mit dieser Vorgeschichte nicht richtig zuzuhören. Und erläuterte ihr alle ihre

Risikofaktoren für eine weitere natürliche Geburt. Sodann sollte sie die Verantwortlichen der Klinik unterschreiben lassen, dass ihr trotz der aufgelisteten Bedenken und nachweisbaren Gefahren zu einer natürlichen Geburt geraten werde. Es kam, wie es kommen musste, wenn allen schwant, dass jemand mit einschlägigen Kenntnissen sich nicht so leicht beschwichtigen oder »tätscheln« lässt – und ihnen ein juristisch verwertbares Dokument abverlangt wird. Der Kaiserschnitt beim vierten Kind sei eine ihrer entspanntesten Erfahrungen gewesen, erfuhr ich später.

Das Narrativ vom schlimmen Kaiserschnitt trügt

Nicht jede Schwangere muss eine eigene schlechte Erfahrung machen. Der Austausch mit jenen Frauen, die sich irgendwann bewusst für einen Kaiserschnitt entschieden haben und bereits Klinik- und Kreißsaalerfahrung haben, hilft ebenfalls. Es gibt im Internet Foren, Facebook-Gruppen und Social-Media-Seiten, die sich unvoreingenommen mit dem Wunschkaiserschnitt auseinandersetzen. Dort berichten Frauen über elektive, geplante Kaiserschnitte. Die verlaufen in der überwiegenden Mehrzahl gänzlich anders in Sachen Erholung und Wieder-fit-Werden als jene Kaiserschnitte, die nach einem ewig dauernden Geburtsversuch als Notkaiserschnitt oder als Fastnotkaiserschnitt das Drama beenden. In diesen Chatgruppen erhält frau weit ehrlichere Auskünfte von Betroffenen, die sich aus medizinischen oder anderen Gründen vorab für einen Kaiserschnitt entschieden haben oder entscheiden mussten. Sie rücken das schiefe Bild von den Kaiserschnittmüttern und deren Motivation zurecht. Bei den allermeisten Müttern steht das Kind, dessen Wohlbefinden und seine Sicherheit an erster Stelle. Die meisten würden eher für sich Nachteile in Kauf nehmen, als ihr Baby zu gefährden, davon bin nicht nur ich nach Gesprächen mit zahlreichen Schwangeren vor der Geburt tief überzeugt, und ich zitiere einen erfahrenen und wohlwollenden Geburtshelfer: »Tradition suggests that mothers will unhesitatingly sacrifice their welfare in the interest of their babies«, schreibt Dr. W. Benson Harer junior, lange Jahre leitender Arzt in einer Klinik in Moreno Valley in Kalifornien.[20]

Es gilt, etliche Schieflagen zu korrigieren, wenn es um den Kaiserschnitt geht. Erfreulicherweise ändert so manche Geburtsklinik ihren Ansatz – dank einiger Chefärzte und Chefärztinnen, die unvoreingenommen und offen für innovative Perspektiven den Kaiserschnitt nicht nur als nachrangige Notlösung interpretieren. Sie versuchen vielmehr, ein Kaiserschnittgeburtserlebnis für Mutter, Kind und die anwesenden Partnerinnen und Partner zu einem Highlight zu machen, ich nenne nur das Stichwort »Kaisergeburt«. Die Idee stammt von dem australischen Gynäkologen Nick Fisk und wurde in Berlin an der Charité erstmals 2012 von Prof. Dr. med. Wolfgang Henrich während eines Kaiserschnittes übernommen, als er im OP den Sichtschutz zwischen der Schwangeren und den Geburtshelfern absenkte.[21] Dies sollte der künftigen Mutter und Begleitpersonen ermöglichen, dem Kaiserschnitt zuzuschauen um die operative Geburt mitzuerleben. Weiteres Element der Kaisergeburt ist zum Beispiel ein sehr früher Hautkontakt des Kindes zur Mutter. Dies ist ein wichtiger Schritt, den Kaiserschnitt als Geburtsform ernst zu nehmen, ihm seinen Ruf als minderwertige Geburt zu nehmen.

Kliniken, die hohe Kaiserschnittraten aufweisen, sind nicht per se operationsfreudiger. Häufig entscheiden sich Mütter, die zum Beispiel wegen einer Querlage einen Kaiserschnitt benötigen, für eine Geburtsabteilung, die ihnen andere Frauen als aufgeschlossen geschildert haben. Wer sich für ein Krankenhaus entscheidet, dessen Homepage sich für niedrige Kaiserschnittraten rühmt, muss befürchten, dass hier die Einstellung zum Kaiserschnitt kritisch ist. Kliniken mit hohen Kaiserschnittraten sehen sich allerdings häufig dem Vorwurf ausgesetzt, sie wollten mit den Operationen viel Geld machen – ein Kaiserschnitt wird höher vergütet als eine vaginale Entbindung. Nur finanzielle Interessen steckten dahinter, heißt es in einschlägigen Presseberichten. Aber wo landet man, wenn man wie im Krimi der Spur des Geldes folgt? Eher bei den gesetzlichen Krankenkassen als Kostenträger, denn sie wollen Geld sparen, was Frauen insbesondere nach einer Entbindung zu spüren bekommen, wenn die Beckenbodentherapien nicht bezahlt werden. Krankenkassen haben somit Interesse daran, den Kaiserschnitt schlecht darzustellen. Dass dies oft ohne ausreichende Gründe geschieht, habe ich bereits bei solchen Verlautbarungen kritisch moniert.[22]

Die Stimmung kippt jedoch. In England gab es nämlich vor Kurzem eine denkwürdige Entscheidung. Dort hatten in von Hebammen geleiteten Geburtsabteilungen viele Mütter und Kinder nicht nur schwere Gesundheitsschäden davongetragen, es kam sogar zu Todesfällen aufgrund der fragwürdigen Anti-Kaiserschnitt-Ideologie.[23] Diese als »Morecambe-Bay-Skandal« berüchtigte Politik hat nun nach dem vernichtenden Urteil eines Untersuchungsausschusses zu einer Kehrtwende geführt. Inzwischen wurde es in England explizit untersagt, niedrige

Kaiserschnittraten als ein Qualitätskriterium für die Güte einer Geburtsklinik anzusehen.[24]

Der Hebammenkreißsaal senkt das Beckenbodenrisiko nicht

Hierzulande schneiden ähnlich wie in England rein von Hebammen geleitete Geburten ebenfalls nicht gut ab. Dies zeigt eine deutsche Studie zum hebammengeleiteten Kreißsaal.[25] Es war der Versuch, allein mit Hebammenkunst, ohne übermäßige Medikalisierung und ärztliche Eingriffe Kinder zur Welt zu bringen.

Im September 2020 wurde der Abschlussbericht zum »Forschungsprojekt Hebammenkreißsaal« vorgestellt. Hier heißt es zwar: »Unter dem Strich profitieren die Gebärenden von einer guten, respekt- und vertrauensvollen interprofessionellen Zusammenarbeit und leiden bei einer schlechten.« Das Gesamtresultat offenbart das aber nicht: Nicht weniger Schäden tragen die Schwangeren im von Hebammen geleiteten Kreißsaal davon, sondern vielmehr schlimmere: Die Geburt im Hebammenkreißsaal verlaufe schneller und mit weniger Interventionen, insbesondere mit weniger Episiotomien und Dammrissen 2. Grades, der Preis dafür sind allerdings häufigere höhergradige Geburtsverletzungen, also mehr höhergradige Dammrisse Grad 3 oder 4, nämlich OASIS. Diese Studie ist somit ein Debakel für den hebammengeleiteten Kreißsaal. Direkt unter der Nachricht, dass die Schwangeren mit schlimmeren Verletzungen rechnen müssen, steht als Zwischenüberschrift: »Hebammen spüren größere Freude durch mehr originäre Arbeit« – das ist in meinen Augen eine kritikwürdige

Bemerkung, denn wie können die Verantwortlichen größere Freude empfinden, wenn die Schwangeren schlimmer verletzt aus diesen Geburten hervorgingen?

Ein weiteres wichtiges Resultat dieser Studie lautet: »Die Weiterleitungsrate in den ärztlich geführten Kreißsaal lag bei 50,3 Prozent.« Das heißt, die Hebammen waren nur bei knapp der Hälfte der ihnen anvertrauten Schwangeren in der Lage, die Geburt selbstständig zu Ende zu begleiten. Insgesamt waren lediglich 20 Prozent der Schwangeren in den hebammengeleiteten Kreißsaal gekommen, also jene mit unauffälligem Schwangerschaftsverlauf, die eher eine unkomplizierte Geburt erwarten ließen. Bei den anderen 80 Prozent der Schwangeren drohten von vorneherein Komplikationen, sodass sie nicht für eine ausschließlich von Hebammen geleitete Geburt infrage kamen. Aber selbst bei diesem handverlesenen Fünftel der Niedrigstrisikoschwangeren reichte die reine Hebammenkunst nicht, um wenigstens diese alle optimal zu versorgen. Wegen »häufig gewünschter Periduralanästhesien (PDA) zur Schmerzlinderung bis hin zu pathologischen Geburtsverläufen, wie starken Blutungen, Beckenendlagen, Frühgeburten, vaginal-operativen Geburten sowie Kaiserschnitten«, benötigte die Hälfte der zuvor ausgewählten 20 Prozent am Ende doch ärztlichen Beistand. Ärzte und Ärztinnen waren schlussendlich für die Sicherheit von Mutter und Kind in 90 Prozent aller Geburten im Kreißsaal unabdingbar.

Niemand sollte sich daher von der Behauptung in die Irre führen lassen, Geburten verliefen so viel besser, schonender, wenn Interventionen unterblieben. Im hebammengeleiteten Kreißsaal funktionierte es erkennbar nicht. Vielmehr werden die Frauen dennoch verletzt, schlimmer sogar, wie die höhere OASIS-Rate offenbart. Es gilt, in Demut zuzugeben, dass eine Geburt ein schwieriges, komplikationsträchtiges Geschehen ist. Aus diesem Grund haben Eingeweihte immer schon prozentual häufiger als andere Plan B gewählt. Sie wussten, dass es angesichts zahlreicher Risiken kein schlechter Plan ist, schon gar nicht ist er nachteilig für das Kind: Der Kaiserschnitt darf für gefährdete Schwangere kein Insiderprivileg bleiben.

5.3 Mehr als Schmerzensgeld: Juristische Genugtuung

»Nicht ›State of the Art‹, aber zulässig.«
Ein Gerichtsgutachter[1]

Dieses Zitat stammt von einem Gutachter, der damit sagt, dass die Versorgung der Frau zwar nicht dem gültigen medizinischen Standard entsprach, gleichwohl sei es zulässig gewesen. Will heißen: Was mit einer Schwangeren geschieht, braucht aus Gutachtersicht dem Stand der Wissenschaft nicht zu genügen. Das sagt fast alles über die juristische Bewertung von Geburtsverletzungen. Schwangere müssen sich nicht nur mit einer Geburtshilfe zufriedengeben, die ihre Beckenbodenrisiken oft unberücksichtigt lässt. Sie müssen zudem erleben, dass Fehler unbeanstandet bleiben und die Verantwortlichen nicht zur Rechenschaft gezogen werden. Meine Erfahrung mit der juristischen Seite der Geburtshilfe hat mich ernüchtert. Bestürzend oft stößt man auf völlige Ignoranz der Fachgutachter gegenüber den Frauen. Zugute kommt mir, dass ich vor meinem Medizinstudium einige Semester Jura studiert habe. Meine beratenden Gespräche mit den geschädigten Frauen und mit Rechtsanwältinnen und -anwälten haben mich davon überzeugt, dass selbst aufgeklärte, starke Frauen ihre Vorstellungen im Kreißsaal oftmals genauso wenig durchsetzen konnten wie später ihre Forderungen gegenüber denen, die sie geschädigt haben.

Allerdings gelingt es nur auf diesem Weg, dass eine Geschädigte dank Schmerzensgeld, Schadensersatz oder monatlichen Rentenzahlungen zumindest finanziell besser versorgt ist. Schmerzensgeld wird meist als eine Einmalzahlung für entstandene Schäden an dem Kind oder der Mutter geleistet. Schadensersatz trägt die Kosten für nachfolgende medizinische Behandlungen, Pflegeleistungen, den Mehrbedarf für besondere Nahrung oder Spezialkleidung, auch für Umbaumaßnahmen in der Wohnung. Sind längere Verdienstausfälle zu erwarten, kann dies als sogenannter Erwerbsminderungsschaden geltend gemacht werden. Nicht jede Frau traut sich die Extralast juristischer Schritte zu. Aber ich habe hinreichend oft erlebt, dass ein juristisches Aufbegehren jenseits des finanziellen Gewinnes einfach psychische Befriedigung verschafft.

Wenn den Frauen bewusst wird, dass Fehler gemacht wurden

In den ersten Wochen nach einer Geburt sind die meisten Mütter ziemlich erschöpft. Die Schlaflosigkeit, der Verlust der intimen Zweisamkeit unter den Partnern, die Hormonschwankungen, das Befriedigen der ständigen und nicht planbaren Bedürfnisse des neuen Erdenbürgers – all dies zehrt an den Nerven. Haben sie infolge der Geburt zusätzlich Beckenbodenschäden erlitten, bringt dies die meisten an den Rand eines Nervenzusammenbruches. Nicht wenige dekompensieren, können nur mithilfe von Freundinnen oder Mutter und Schwester die erste Verzweiflung überstehen. Die Wut auf die, die dies mitzuverantworten haben, ist immens. Meist ist früh zu erahnen, dass der Schaden von der Geburt herrührt. Diejenigen, die daraufhin ihre Geburtsberichte anfordern, trauen beim Lesen oft ihren Augen nicht. Viele Beckenbodengeschädigte, mit denen ich gesprochen habe, befinden einhellig, dass die Geburtsberichte geschönt sind. Sie lesen etwas von einem Babyköpfchen, das tiefer tritt, von einer »regelrechten Muttermundseröffnung«, von kräftigen Presswehen. Begriffe wie »Schulterdystokie« oder »McRoberts-Manöver« kommen zwar vor – allerdings ohne jede Dramatik. Es steht nichts von einer verlängerten Pressperiode darin, nichts davon, dass die Gebärende und ihre Begleitung mehrfach intensiv um einen Kaiserschnitt gebeten hatten, nichts von dem als brutal empfundenen Kristellern.

Stattdessen sieht die Schwangere sich umgekehrt als Versagerin hingestellt. Es stehen da Sätze wie: »Schwangere wurde zunehmend unkooperativ«, »Compliance unzureichend«, »Schwangere psychisch schwer zu führen« und andere herabsetzende, pejorative Attribute. Die Diskrepanz zwischen dem Geburtsbericht und der Atmosphäre im Kreißsaal ist oft das Erste, das die Mütter und alle, die sie begleitet haben, misstrauisch werden lässt. Hier offenbart sich eines der fundamentalsten Defizite im Kreißsaal: Die Deutung des Geburtsverlaufes liegt allein in den Händen der Hebammen, Ärztinnen und

Ärzte. Auf die Bewertung und Dokumentation dessen, was im Kreißsaal tatsächlich geschehen ist, hat die Schwangere keinen Einfluss. Der Geburtsbericht – das wichtigste Zeugnis des Geschehens – liegt im Hoheitsbereich der Klinik, die im Prozess zur Gegnerin wird. Die Sicht der Schwangeren bleibt ungehört, wird nicht dokumentiert. Das gilt nicht zuletzt für alle Krankenakten, die den weiteren Aufenthalt in der Klinik begleiten.

Der Geburtsbericht wird als wahr unterstellt

Fachanwälte für Medizinrecht erläuterten mir, dass das, was an Sachverhalten im Geburtsbericht dokumentiert sei, zunächst als wahr unterstellt werden kann und muss. Dies ist inzwischen auch im Patientenrechtegesetz normiert. Das bedeutet aber auch: Wenn die Dokumentation falsch oder verharmlosend ist, muss das grundsätzlich die Patientenseite beweisen. Ein Dammriss Grad 1, der im Geburtsbericht steht, gilt somit zunächst als Dammriss Grad 1. Allerdings dürfte mit der Tatsache, dass die Patientin zur Naht in einen Operationssaal gebracht wird und eine Anästhesie erhält oder dass das Nähen deutlich zu lange dauert oder aber dass die Klinik sogar die Versorgung eines höhergradigen Dammrisses mit der Krankenkasse abrechnet, der Beweis erbracht sein, dass Dammriss Grad 1 eine fehlerhafte Dokumentation darstellt. Fachanwälte empfehlen daher, im Zweifel über einen Privatgutachter den medizinischen Sachverhalt beurteilen zu lassen. Der wird zwar nicht von der Rechtsschutzversicherung oder der Krankenkasse bezahlt, allerdings kann oft allein ein ausgewiesener Experte dem Gutachter, der vom

Gericht beauftragt worden ist, genügend gute Argumente entgegenhalten.

Die wenigsten Frauen sind sich über die Rolle der Gutachter im Klaren. Dazu muss frau wissen, dass sich oft ältere Ärzte als Gutachter bei Gericht melden, um noch etwas zu ihrer Rente oder Pension dazuzuverdienen. Ich selbst war Teil eines Verfahrens, bei dem ein Arzt, der eigentlich Brustkrebsspezialist war, der in grauer Vorzeit Geburtshilfe gelernt hatte und schon längst aus dem aktiven Dienst ausgeschieden war, ein Gutachten verfasste, das für die geschädigte Mutter äußerst nachteilig war. Er sprach die Klinik von eklatanten Sorgfaltspflichtverletzungen frei. An diesem älteren Herrn – und hier trifft das Urteil vom misogynen alten weißen Mann ins Schwarze – waren Jahrzehnte der Forschung am Beckenboden vorbeigegangen, er wusste mitnichten Bescheid. Für diesen Typus gehört »eine gewisse Veränderung am Beckenboden« einfach zu einer natürlichen Geburt dazu, die Vorgänge im Kreißsaal und der Schaden werden oft als »schicksalhaft« abgetan. Die Klinik und alle Verantwortlichen sind durch derartige Gutachten exkulpiert, aus rechtlicher Sicht entlastet. Die in dem geschilderten Fall Betroffene und ihr Rechtsbeistand konnten erst ihre Forderungen durchsetzen, als ein privates Gegengutachten die Inkompetenz des Gutachters entlarvte.

Nicht zuletzt geht es vor Gericht um Präzision und Lesbarkeit. Oft wirkt es sich fatal für die Frauen aus und erschwert die Durchsetzung ihrer Ansprüche, wenn der Geburtsbericht ungenau und unleserlich ist. Eigentlich ist es Aufgabe der Behandlerseite, in diesem Fall der Klinik, dafür Sorge zu tragen, dass vollständig dokumentiert wird.[2] Aber es gibt Gutachter, die darüber schlicht hinwegsehen oder es selbst nicht besser wissen. Die Tatsache, dass sich in solch einem Fall der Ablauf nur noch ungenau rekonstruieren lässt, wirkt sich nicht selten sogar zuungunsten der Geschädigten aus. Im Gutachten steht in solchen Fällen nämlich: »Es lässt sich nicht mit letzter Sicherheit feststellen, ob ...« Eigentlich müssten dies die Richter rügen und berücksichtigen, dass eine fehlende oder mangelhafte Dokumentation der Klinik anzulasten ist. Denn ihr ist schließlich – theoretisch zumindest – eine Dokumentationspflicht auferlegt, damit später die Vorgänge sauber rekonstruierbar sind. Aber im Kreißsaal werden die Anforderungen an eine ordnungsgemäße Dokumentation oftmals nicht so ernst genommen – in den meisten Fällen wird eher zu wenig dokumentiert als zu viel. Nur gut geschulte Anwälte wissen hier einzuhaken und achten darauf, dass unaufklärbare Abläufe aufgrund von Dokumentationsmängeln nicht zulasten der Frauen gehen.

Eigendokumentation nicht unterschätzen

Erinnerungen können nicht nur trügen, sie können zudem falsche Weichen stellen. Eindrückliche, besonders schmerzhafte Ereignisse oder besonders entwürdigende Bemerkungen bleiben haften, die Frauen vergessen dies nie. Ob sie juristisch relevant sind, ist eine andere Frage. So berichten die Betroffenen regelmäßig, wie schrecklich für sie das McRoberts-Manöver bei einer Schulterdystokie war, wenn die Geburtshelfer das verklemmte Kind herausbugsieren. Das ist zwar eine sehr dramatische, gefährliche Situation, dennoch ist eine solche Handlungsweise Standard. Selbst wenn dies im Rückblick bei der Gebärenden als schlimmes Erlebnis in Erinnerung bleibt, lässt sich daraus kein Vorwurf ableiten. Hingegen können scheinbare Kleinigkeiten relevant werden, die kaum im Gedächtnis haften bleiben: Wenn etwa eine Frau bereits zuvor bei einer Geburt eine solche Schulterdystokie erleben musste und dies den Geburtshelfern im Geburtsvorbereitungsgespräch erläutert hat, hätte das zwingend aufhorchen lassen müssen, da es ein Wiederholungsrisiko gibt. In diesem Fall wurde die Schwangere womöglich unzureichend aufgeklärt – was rechtlich höchst relevant ist und Ansprüche begründen kann.[3]

Daran lässt sich erkennen, wie ungeheuer wichtig es ist, alle Details in einer Art Gedächtnisprotokoll schriftlich festzuhalten – dies möglichst bald, wenn frau zu ahnen beginnt, dass sie geschädigt und vieles falsch gemacht worden ist. Selbst wenn sie davon überzeugt ist, dass ihr die dramatischen Ereignisse unauslöschlich eingebrannt sind, sind es nicht zwingend diese, die schlussendlich zum Erfolg führen. Es ist mitunter wie im Krimi: Am Ende überführt den Täter ein scheinbar unbedeutendes Detail, von dem zunächst niemand Notiz genommen hatte.

Wo hole ich mir juristischen Rat?

Erste Anlaufstelle kann eine ärztliche Schlichtungsstelle sein. Diese werden kostenlos auf Antrag tätig, Formulare sind im Internet auf der Homepage der Schlichtungsstelle bei den zuständigen Landesärztekammern abrufbar oder werden auf dem Postweg zugesandt. Hauptziel solcher Verfahren ist es jedoch, Prozesse gegen Ärztinnen und Ärzte zu vermeiden.

Den Schlichtungsstellen, die nicht ohne Grund bei den Landesärztekammern angesiedelt sind, haftet infolgedessen von jeher der Verdacht an, dass eine Krähe der anderen kein Auge aushacke. Ein solches Verfahren dauert zudem durchschnittlich 15 bis 18 Monate und verzögert alles erheblich, wenn am Ende die Ansprüche doch nur über einen Prozess durchzusetzen sind.

Der Medizinische Dienst der Krankenkassen (MDK) ist eine Alternative. Der MDK ist meist schneller als die ärztlichen Schlichtungsstellen und ebenfalls kostenfrei. Beide Beschwerdestellen – die Schlichtungsstellen der Ärzte wie auch der MDK – erkennen in etwa einem Drittel der eingereichten Anträge einen Anspruch auf Schadensersatz oder Schmerzensgeld an.[4] Zu bedenken ist, dass während der Prüfung durch den MDK eine möglicherweise bereits begonnene Verjährung nicht gehemmt ist, die Zeit läuft also weiter. In aller Regel verjährt ein Schmerzensgeld- oder Schadensersatzanspruch innerhalb von drei Jahren, sobald die Betroffene Kenntnis davon hat oder ohne grobe Fahrlässigkeit erlangen musste, dass die Behandlung bzw. Aufklärung wesentlich von den geltenden medizinischen Standards abweicht. Die Frage nach der Verjährung ist im Einzelfall nicht immer ganz einfach zu beantworten. Es empfiehlt sich, deswegen in erfahrenen Kanzleien Rat einzuholen. Beide – die Schlichtungsstelle und der MDK – können außerdem nicht parallel prüfen. Und sie schließen ein späteres Gerichtsverfahren nicht aus, der Klageweg bleibt somit offen. Bei sehr hohen Forderungen erkennen die Berufshaftpflichtversicherungen die von diesen beiden Kommissionen bejahten

Fehler häufig nicht problemlos an, die Ansprüche müssen in diesen Fällen ohnehin eingeklagt werden.

Wer also zunächst eher unentschlossen ist, hat hiermit die Möglichkeit, über die Anrufung einer Schlichtungsstelle oder des MDK der Gegenseite Anlass zur Überprüfung und zur Selbstkritik zu geben, dies ist kostenlos. In ein Schlichtungs- oder MDK-Verfahren verwickelt zu sein, ist psychologisch unangenehm. Das kann dazu führen, dass die Klinik sich künftig besser um Schwangere und Geschädigte kümmert. Ich habe etliche Frauen kennengelernt, deren Entschlusskraft, ihr Recht einzuklagen, erst im Laufe vieler Monate gereift ist. »Ich bin innerlich noch nicht so weit«, war ein häufig geäußerter Satz. Allerdings sollte frau nicht beliebig zögern, anwaltlichen Rat einzuholen, gerade in Fällen, in denen die Verletzungen und Einschränkungen erheblich sind. Selbst wenn kein Rechtsschutz dies übernimmt: Eine erste Einschätzung ist oft nicht übermäßig teuer. Am Ende schätzt man die Verjährungsfristen falsch ein, und es ist schlicht zu spät.

Was ist derzeit (womöglich) einklagbar?

Wer nicht richtig aufgeklärt worden ist, willigt nicht ein. Wenn in einen medizinischen Eingriff nicht eingewilligt worden ist, macht ihn dies zu einem rechtswidrigen Eingriff. Ein Aufklärungsfehler liegt beispielsweise vor, wenn über einschlägig bekannte Geburtsrisiken – und über die Alternativen – nicht aufgeklärt wurde. Dazu zählen unter anderem:

1. ein Kindsgewicht von mehr als 4.000 Gramm
2. ein Alter der Gebärenden von mehr als 35 Jahren
3. eine Körpergröße von weniger als 160 Zentimetern

Bei solchen Hochrisikopatientinnen kann die Sectio das Risiko eines Beckenbodenschadens deutlich verringern. Wurde die Aufklärung darüber unterlassen, steht die Klinik nicht gut da, denn es handelt sich um eine offizielle Stellungnahme der führenden Fachgesellschaften und Arbeitsgruppen, die im Frühjahr 2019 schwarz auf weiß in einer deutschen Zeitschrift für Frauenheilkunde veröffentlicht worden ist.[5] Frauen und ihre Rechtsbeistände können sich darauf berufen.

Die Ausrede, während einer Geburt nicht genügend Zeit für eine Aufklärung zu haben, dürfte ebenfalls die längste Zeit gegolten haben. Die werdende Mutter muss ausführlich und frühzeitig vor der Geburt darüber aufgeklärt werden, wenn in der weiteren Entbindung ein Kaiserschnitt infrage kommt, forderte der Bundesgerichtshof in einer ausführlichen Urteilsbegründung.[6] Das heißt, die Verantwortlichen müssen vorausschauend überlegen, ob ernst zu nehmende Gefahren für das ungeborene Kind drohen, wenn sie die Schwangere weiter zur natürlichen Geburt motivieren. Das lässt sich in Analogie ebenso für andere Maßnahmen im Kreißsaal fordern. Über die Nachteile des Kristellerns oder von Saugglocke und Zange muss ebenfalls aufgeklärt werden, Zeitmangel dürfte selten ein Entschuldigungsgrund sein, wenn die Geburten ohnehin zögerlich verlaufen.

Zunehmend gewinnt als Klagegrund Bedeutung, wenn aufgrund oberflächlicher und nicht sorgfältiger Untersuchung des Beckenbodens eine rechtzeitige Behandlung versäumt wurde, die ein besseres Ergebnis erbracht hätte. Ein wichtiges Beispiel ist die Untersuchung des Darmschließmuskels mit dem Finger nach der Geburt (siehe Kapitel 3.3). Hierzu eine Warnung: Vor einer weiteren Geburt ist entscheidend, frühere Geburtsschäden ausschließen zu lassen. Mir sind mehrere Fälle bekannt geworden, bei denen unter anderem Schließmuskelschäden, die unmittelbar nach einer Geburt auftraten, dennoch einer früheren Geburt, die Jahre zuvor stattfand, zugeschrieben worden sind, obwohl es hierfür keinen Anhaltspunkt gab. Die Mütter hatten bei den vorherigen Geburten keine Einschränkungen gespürt, konnten den Stuhl problemlos halten. Das Urteil lautete jedoch, es ließe sich nicht sicher ausschließen, dass der Schaden bereits bestanden habe und durch frühere Geburten verursacht worden sei. Das ist perfide, denn niemand denkt daran, vor einer Geburt den Istzustand des Beckenbodens zu dokumentieren. Das System ist nicht aufseiten der Frauen, es beruft sich hinterher zur eigenen Entlastung und zuungunsten der weiblichen Opfer auf Unklarheiten, die derzeit keine Frauenarztpraxis vor einer Geburt ausräumt.

Urteile, die geschädigten Frauen weiterhelfen

Nun einige Hinweise auf Kommentare und Urteile, die den Beteiligten Hoffnung machen, dass Beckenbodenschäden bereits kritisch verhandelt werden und künftig ebenso Grundlage für Schmerzensgeld und Schadensersatz sein könnten wie andere gesundheitliche Schäden aufgrund von Behandlungsfehlern auch:[7]

a. Der Arzt und Diplompsychologe Matthias Wenderlein, der langjährig als Gynäkologe in Kliniken leitend tätig war, warnt in der Zeitschrift *Der niedergelassene Arzt*:[8] »Es ist nicht schwer vorstellbar, dass eine Frau mit massiven Geburtsverletzungen bei einem makrosomen (zu großen) Kind und einer unterlassenen Sectio bis hin zum BGH klagen wird.

Erwartet werden kann heute ein sonografischer (per Ultraschall) Ausschluss einer Makrosomie zeitnah zur Geburt. Sind erhebliche Beckenbodenschäden durch eine vaginale Geburt zu erwarten, dann ist über eine Sectio aufzuklären.«

b. Das Oberlandesgericht Hamm macht Kristellern als Ursache einer Uterusruptur für den kindlichen Schaden verantwortlich.[9] Die Sachverständigen haben die Anwendung des Kristellerns zu dem Zeitpunkt, als der kindliche Kopf noch in Beckenmitte stand, als schweren Fehler eingestuft. Damit war eine Beweislastumkehr eingetreten. Es hat deshalb in diesem Fall ausgereicht, dass das Kristellern lediglich »geeignet« war, das Reißen der Gebärmutter zu verursachen. Es war nicht notwendig zu zeigen, dass dies tatsächlich ursächlich war.

c. Ein Urteil des Oberlandesgerichtes München von 2008 zeigt, wie wichtig das Gedächtnisprotokoll und Zeugen sind.[10] Hier kam es zu einem Dammriss Grad 3 unter der Geburt und nachfolgend zur Stuhlinkontinenz. Die Ärztin behauptete, rektal untersucht zu haben; dies habe ergeben, der Schließmuskel sei in Ordnung gewesen. Die geschädigte Frau und ihr Ehemann führen hingegen an, es habe keine anale Palpation stattgefunden, folglich habe die Ärztin dies erst nachträglich, als die geschädigte Patientin Forderungen erhob, in die Geburtsakte eingefügt. Hier hat das Gericht der Ärztin geglaubt, obwohl der Ehemann selbst Erfahrung in Geburtshilfe besaß und bestritt, die Kollegin habe den Schließmuskel ertastet. Dies sei eben »beiläufig« passiert, das müsse man nicht notwendigerweise mitbekommen, argumentierte die Ärztin. Das ist schwer nachvollziehbar (siehe

S. 48), aber es genügte für die Ärztin, um ihren Kopf aus der Schlinge zu ziehen.

d. In einem Urteil, bei dem das Geburtsgewicht eine Rolle spielte, erlitt das Kind infolge einer Schulterdystokie einen erheblichen Schaden.[11] Die Makrosomie, das zu große Kind, als Grund für das Desaster unter der Geburt sei schon vor der Geburt Thema gewesen und hätte berücksichtigt werden müssen, so das Gericht. Der Arzt habe die Mutter trotz des Verdachtes der Makrosomie nicht auf die damit verbundenen Risiken einer vaginalen Geburt hingewiesen und nicht über die Alternative eines Kaiserschnittes aufgeklärt. Er hätte zumindest einen Ultraschall zur Schätzung des Gewichtes des Kindes vornehmen müssen.

e. Ein weiteres Urteil ist deshalb interessant, weil hier schon vor über einem Jahrzehnt wegen Fehlversorgung eines Dammrisses geklagt wurde.[12] Gestritten wurde in dem Fall allerdings um die Verjährungsfristen (und hier sprach sich am Ende der Bundesgerichtshof zugunsten der Patientin aus). Unstrittig war indes, so ist zu lesen, dass die falsche Naht einen Behandlungsfehler darstellt; das war im Laufe der Jahre mit erheblichen Schmerzen und Beeinträchtigungen wegen der Narbenbildung verbunden. Das heißt: Wird der Dammriss nicht sorgfältig vernäht und hat dies Schmerzen beim Sexualverkehr oder andere Beeinträchtigungen zur Folge, die die Lebensqualität mindern, kann das ein Klagegrund sein, selbst dann, wenn keine OASIS vorliegt.

Anwältinnen und Anwälte, die sich im Medizinrecht auskennen, finden Betroffene in der Arbeitsgemeinschaft Medizinrecht im

Deutschen Anwaltsverein (DAV: https://arge-medizinrecht.de/). Wichtig ist hier, dass solche Kanzleien eher Patientinnen vertreten, die unter den Bezeichnungen »Patientenrecht« oder »Arzthaftung« firmieren; jene, die »Berufsrecht« im Untertitel führen, vertreten eher die Arztseite.

6

SCHULD ZUWEISEN

6.1 Frauen werden verletzt, Männer werden wütend

»Täglich ist der Beckenboden Thema.«
(Zitat von Betroffenen)

Was bedeuten Beckenbodenschäden für Männer oder Kinder? Eine Physiotherapeutin bestätigt mir die Relevanz und berichtet: »Ich frage natürlich beim Befund immer nach Libido und Sex. Da sind sicher 80 Prozent dabei, die sagen, dass der Mann stark darunter leidet. Weil der Sex leidet, sofern es überhaupt noch welchen gibt. Viele Männer ziehen sich auch zurück und wollen die Frau nicht ›bedrängen‹. So leben die beiden wie in einer WG.«

Was macht es mit den Männern*, wenn sie ihn nicht mehr spürt, er sie nicht mehr spürt, wenn es wehtut, die Lust ausbleibt? Die meisten Betroffenen erwähnen im Gespräch, wie überaus verständnisvoll ihre Partner seien. Sie sagten zwar, »es« sei »immer noch so schön wie früher«. Aber die Frauen relativieren das gleich selbst wieder: »Das kann nicht sein, ich merke ja, wie sich alles verändert hat.« Sie vermuten, ihre Männer wollten ihnen nicht wehtun. Manche Frauen sprechen darüber, wie wahnsinnig es ihnen fehlt, wenn sie über viele Monate oder Jahre keinen Sex mehr haben. Bei der Lektüre einer Studie stieß ich auf die erschütternden Überlegungen von Frauen, die alle Hoffnung auf ein erfülltes Sexualleben aufgegeben hatten. Sie würden ihrem Partner vergeben, wenn er mit anderen Frauen Sex hätte. In einer anderen Publikation schildern

* Es gibt meines Wissens keine wissenschaftlichen Berichte von homosexuellen weiblichen Paaren dazu.

die Frauen die Angst, sexuell unattraktiv geworden zu sein. Es gibt Männer, die ihre Frauen verlassen, andere sind offenbar besonders vorsichtig beim Sex, geradezu fürsorglich.

Druck von vielen Seiten

Vielen Männern fällt es schwer zu begreifen, dass ihre Frauen so sehr geschädigt sind, vor allem wenn die Schädigung für sie nicht sichtbar oder fühlbar ist. Ein Mann spürt von einem Blasenvorfall wenig, aber die Frau wird durch die Angst vor Urinverlust daran gehindert, befreit zu genießen. Sie kann keine zarte Spitzenunterwäsche mehr tragen, nur noch hochsitzende Wäsche und solche, die die Binden und Vorlagen kaschiert. Die Männer schieben die Veränderungen zunächst auf »die Hormone«, den »Stress mit dem Kind«, »durchwachte Nächte«, aber irgendwann taugen solche Ausreden nicht mehr. Jeder Rat von Psychotherapeuten, doch »das Gespräch zu suchen«, klingt erst mal einleuchtend, ist in der Praxis aber schwierig, weil der Verlust von Urin oder Stuhl mit Scham verbunden ist, obwohl die Frauen keine Schuld trifft. Vermutlich können Außenstehende, die nie so etwas erlebten, eine solche Blockade nicht nachvollziehen. Eine Betroffene schrieb: »Das Hauptthema für ihn ist wohl, dass ich mich **als Frau verloren** habe. Es ist seit der OP besser, aber manches wird wohl nicht mehr. Ob ich jemals wieder so unbeschwert Frau sein kann wie vorher, weiß ich nicht. Daran ›arbeitet‹ er, das ist wohl sein größter Wunsch.«

Sex ist vielen wichtig, aber längst nicht alles im gemeinsamen Leben, das für das Paar eine Rolle spielt. So berichten einige Betroffene, dass sie ihrem Mann sein soziales Leben und seine körperliche Fitness neiden und sich selbst dafür schämen. Sie wären so gern wieder berufstätig, würden so gern wieder mit Freundinnen ausgehen, mit gemeinsamen Bekannten feiern, sie möchten Sport machen, in den Urlaub fahren und Freizeitvergnügungen genießen, aber es ist ihnen verwehrt. Das gilt nicht zuletzt für den körperlichen Spaß mit den Kindern – alles, was anstrengt, ist fast automatisch nur noch dem Papa überlassen. Die Familien sind – gezwungenermaßen – ständig in irgendeiner Weise mit dem Leid der Mutter beschäftigt. Ein für mich treffendes Zitat beschreibt es so: »Täglich ist der Beckenboden Thema. Es gibt keinen Tag, wo nicht dieses Wort benutzt wird.« Zusätzlich zu allem, das junge Familien stemmen, was sie im Spagat zwischen Beruf und Familienleben leisten müssen, schwebt da ständig die Ungewissheit, wie es mit der Mutter weitergeht. Die Frauen spüren dies, sie fühlen sich schuldig, was nicht gerade gut ist für die Psyche. Es macht sie aggressiv oder apathisch, oder sie resignieren bis hin zu großer Verzweiflung.

Schließlich sind da die Finanzen. Die oft weiten Reisen zu Spezialistinnen und Spezialisten, deren Privatrechnungen, die vielen Hilfsmittel wie Windeln, die Therapien und nicht zuletzt die immer teurer, weil raffinierter werdenden Gerätschaften zum Üben, für das Biofeedback oder die Elektrostimulation, kosten Geld. Geld, das die Krankenkassen häufig nicht bezahlen. Da oft der Zuverdienst wegfällt, weil die Frauen nicht mehr mitarbeiten wie zuvor, schränkt dies das Budget zusätzlich ein. Die einen entwickeln ein schlechtes Gewissen, die anderen streiten, wieder andere sind nur dankbar, dass alles von den Männern wie selbstverständlich mitgetragen und bezahlt wird.

Es sollte jemand büßen müssen

Eine Reaktion ist bezeichnend für die Männer, so ist jedenfalls mein Eindruck: Sie geben intuitiv der Klinik, dem Team, der Hebamme die Schuld – jedenfalls nie ihrer Partnerin, allenfalls sich selbst. Sie sehen ihre Frauen zutiefst verletzt, krank, gedemütigt und in Not. Männer erinnern sich an ihre Ohnmacht im Kreißsaal und verfluchen sich später dafür. Es kommt für sie nicht selten als Flashback, nicht nur Frauen werden im Kreißsaal traumatisiert. Die Männer wünschen sich, sie hätten vehementer auf dieser oder jener Maßnahme bestanden oder sie hätten selbstbewusster dieses oder jenes verhindert. Sie äußern sich zudem bestürzt über die Kaltschnäuzigkeit des Personals im Kreißsaal. Da wird eine blutende, zerrissene Frau genäht, eine Minute später geht die Hebamme in den Feierabend und würdigt den Mann und das Kind nach solch einer aufwühlenden Erfahrung keines einzigen Blickes.

Stellt sich im Laufe der Zeit heraus, dass der Leidensweg ihrer Frauen noch nicht beendet ist, verwandeln Männer ihre Ohnmachts- und Schuldgefühle in Wut auf die, die all dies zugelassen haben. In Einzelfällen höre ich von aggressiven Fantasien. Die Männer stellen sich vor, sie gingen in die Geburtsklinik zurück und »stauchen die Hebamme mal so richtig zusammen« oder brüllen die Ärztin an, ob die wüsste, was sie seiner Frau angetan hätte, oder sie »geigen dem Chefarzt endlich mal die Meinung«. Klar wird aus diesen sporadisch gesammelten Eindrücken: Für die Männer gibt es kaum professionelle Hilfe, die wenigsten suchen sich Unterstützung in Form von Psychotherapie. Die Männer sind so ratlos, wie die Frauen krank sind. Sie tragen den Frust mit, manche schaffen es, andere nicht. Zwei Partner von geschädigten Frauen haben mir erlaubt, ihre Erfahrungen abzudrucken:

1. »Die Stuhl- und Harninkontinenz meiner Frau schränkt unser Familienleben stark ein. Spontane Ausflüge sind ebenso wenig möglich wie Fahrradausflüge oder gemeinsame Skiferien mit Freunden in einem Haus mit Etagentoiletten, wie in den Jahren vor den Geburtsschäden. Ausflüge sind nur geplant und mit viel Vorlaufzeit möglich, da der Darm vorher entleert werden muss. Fahrradfahren ist nicht möglich wegen der Schmerzen in der Dammregion, und ›alle Toiletten besetzt‹ bedeutet schnell einmal, ›in die Hosen zu scheißen‹. Die ständigen Beschwerden lassen die Nerven oft blank liegen, und Konflikte eskalieren viel zu oft, was zermürbt und abstumpft. Sämtliche finanziellen Verpflichtungen hängen an mir. Entsprechend hoch sind auch die wirtschaftlichen Risiken für die Familie, denn sollte ich ausfallen, kann meine Frau nicht einfach ihr Erwerbspensum hochschrauben und ich mich vermehrt der Kinderbetreuung widmen. Am belastendsten finde ich den permanenten Fokus auf das Thema, ohne dass Aussichten auf Linderung und Besserung der Beschwerden bestehen. Permanent stehen Fragen im Raum: Wie geht es weiter? Was kommt noch? Was tun ...? Ich habe meine Frau vor 16 Jahren kennengelernt, und ich erinnere mich gut, was mich (unter anderem) an ihr sehr beeindruckte: Sie wirkte auf mich rundum zufrieden und glücklich, ohne dass es an äußere Umstände gekoppelt zu sein schien. Gewissermaßen eine ›Zufriedenheit von innen‹. Das war für mich, nach einigen anderen Beziehungen, eine gänzlich neue Erfahrung, und das Glück färbte auf mich ab. Eine

schöne Zeit begann! Das Glück wurde durch die Geburtsverletzungen zersetzt, unaufhaltsam und nachhaltig.«

2. »Seit der Sache mit dem Beckenboden gibt es keinen Sex mehr; weil meine Frau nichts mehr schafft, bleibt das meiste an mir hängen. Ich komme nach der Arbeit nach Hause und muss mich dann um alles kümmern. Mache den Einkauf, bringe die nasse Wäsche in den Keller, putze, koche und bespaße die Kinder. Ich gehe seit zwei Jahren nur noch auf dem Zahnfleisch. Mir tut ständig alles weh; ich bin der Prellbock für ihre Launen; wir gehen hier im Chaos unter (auch zwei Jahre pp*), kriegen den Alltag kaum geregelt, und die Ärzte interessiert es nicht; am Anfang, als sie nur noch im Bett lag, wusste ich nicht, wie wir das überstehen sollen. Ich wäre am liebsten von der nächsten Brücke gesprungen. Ich habe gedacht, dass wir die Kinder ins Heim geben müssen, wenn das so bleibt.«

6.2 Provozieren wir!

> »Warum muss ich denen verzeihen?! Ich muss ihnen gar nicht verzeihen!«[1]

Bei der Auseinandersetzung mit den eigenen Beckenbodenschäden fragen die Betroffenen häufig nach dem tieferen »Warum«. Sie setzen sich intensiv mit den Menschen auseinander, die sie für verantwortlich halten, die sie im Stich

* Post partum oder nach der Geburt

gelassen haben. Deshalb will ich an dieser Stelle Sichtweisen beisteuern, die so vermutlich selten geäußert werden. Es gilt, diejenigen unter die Lupe zu nehmen, die ein Glied in der Kette waren. Denn da ist eine Hebamme gewesen, die den Muttermund mit ihren Fingern ohne Rücksicht auf Schmerzen gedehnt, die zu früh zum Pressen angeregt, zu lange zum Durchhalten überredet hat. Da ist eine Ärztin oder ein Arzt gewesen, die den Schließmuskeldefekt übersehen oder den Dammriss falsch genäht hat. Genügend Menschen im System wissen, dass man es besser machen kann, sie haben es dennoch unterlassen. Deshalb gilt es, den inneren Triebfedern der beteiligten Menschen auf die Spur zu kommen.

Zunächst müssen wir uns klarmachen, dass wir am Beginn einer neuen Ära der Geburtshilfe stehen. Noch vor einem halben Jahrhundert hätte sich eine kritische Bestandsaufnahme in Sachen Beckenbodenschaden völlig erübrigt. Erst seit Kurzem haben Frauen eine echte Wahl in Sachen Geburtsmodus, wenn ihnen und dem Kind aufgrund von Risiken massive Schäden drohen. In der Evolution macht diese Phase nicht einmal einen Wimpernschlag aus. Jedes Kind musste früher durch den Geburtskanal. Erst seit einigen Jahrzehnten gibt es eine Alternative für ein Geschehen, das in der gesamten Menschheitsgeschichte als gesetzt, als selbstverständlich galt.

Alte Rituale haben ihre Macht nicht verloren

Was Frauen für Geburten in Kauf nehmen mussten, das war nie eine Überlegung wert – es ging ums blanke Überleben. Nicht zuletzt weil Geburten gefährlich waren, wurden sie überhöht. Es entstanden Rituale, die die Gefahren einer natürlichen Geburt bannten und unabwendbare Nachteile mit Belohnungen verknüpften. Ein katholischer Papst, Pius XII., hat den Frauen zum Beispiel so ihre Schmerzen schöngeredet: Eine Frau liebe ihr Kind umso mehr, je mehr Schmerzen es sie bei der Geburt gekostet habe, lautete sein Verdikt. Die Kulturgeschichte lehrt, dass zu allen Zeiten der Versuch gemacht worden ist, die Geburt mit »richtigem« Verhalten zum Guten zu wenden. Wenn die Schwangere nur das Richtige gegessen, nicht das Falsche angeschaut hatte, ihr Lebenswandel untadelig war und ihre Gebete innig waren, ihre Schmerzen am Ende nicht zu leicht, dennoch nicht zu grausam waren – tatsächlich gab es »richtige« und »falsche« Geburtsschmerzen –, dann, ja dann erhielt diese Frau die Absolution, überlebte die Geburt und mit ihr das Kind.[2] Es ging darum, Frauen unter allen Umständen vor Panik zu bewahren. Hierfür wurden Rituale geprägt, um Wege aus der Angst zu schaffen – Rituale, die heute noch dominieren. So erhielten die Expertinnen und Experten in Sachen Geburt – zuallererst die Hebammen – große psychologische Macht. Darauf verzichtet niemand gern.

Stets geht es bei den verordneten Verhaltensmustern darum, alles richtig zu machen. Ging es früher darum, sie einzuhalten, um Geburten überhaupt zu überleben, so geht es heute unter anderem darum, alles richtig zu machen, damit frau sie mit heilem Beckenboden übersteht. Richtig atmen üben, vorher richtig trainieren, richtig massieren, sich richtig vorbereiten, zum richtigen Zeitpunkt pressen, richtig loslassen, die richtige Diät einhalten, den Kopf richtig frei machen – es sind so viele Mantras, die während der Geburtsvorbereitungskurse auf die Frauen niederprasseln. Aber sie garantieren so wenig einen gesunden Beckenboden, wie es früher schon kein gesundes Kind garantierte, wenn die Schwangere einen untadeligen Lebenswandel vorzuweisen hatte. Denn vieles kann frau – beim besten Willen – nicht richtig machen, so sehr sie sich bemüht. Bekommt sie ein schweres Baby, gelingt es ihr und ihren Geburtshelferinnen und -helfern häufig nicht, Verletzungen zu vermeiden. Trotzdem ist der Schachzug, die Schuld psychologisch auf die Schwangere zu schieben, nicht nur ein über die Zeiten erprobter und bewährter Trick, der immer noch funktioniert. Er lenkt außerdem vorteilhaft davon ab, dass die Verantwortlichen im Falle eines Schadens zur Rechenschaft gezogen werden müssten. Im Zweifel steht im Geburtsbericht, die Schwangere sei »nicht kooperativ« gewesen.

Das funktioniert auch deshalb so gut, weil den Schuldzuweisungen die hormonellen Veränderungen der weiblichen Psyche nach einer Geburt geradezu in die Hände spielen: Frauen sind in dieser Phase hormonell prädestiniert dafür, alles auf sich zu nehmen. Wir sind nach einer Geburt biologisch darauf gepolt, für ein anderes Lebewesen zu sorgen und uns selbst zu vernachlässigen. Das Kind geht vor. Diese Gemütslage, von sich selbst abzusehen und für andere zu sorgen, hat erhebliche psychologische Nachteile. Wir sind dünnhäutig, empfänglich für Rat, vor allem für Manipulationen und Vorwürfe. Ob Pech, Schicksal, schlechtes Bindegewebe, mangelhafte Atmung, vernachlässigte Beckenbodenübungen – frau nimmt alles an und auf sich. Kurz nach einer Geburt sind Frauen die Letzten, die in der Lage wären, sich selbstbewusst einem System entgegenzustemmen, das für ihre Verletzungen verantwortlich war.

Wenn die Helferinnen und Helfer ratlos und hilflos sind

Warum greifen so viele auf uralte Reflexe zurück, um davon abzulenken, wie sehr eine natürliche Geburt die körperliche Integrität des weiblichen Körpers bedroht? Zu vielen Schwangeren passiert zu vieles unter der Geburt, als dass dies noch zu leugnen wäre. Die Probleme treten inzwischen so häufig zutage, dass sie sich nicht mehr unter der Decke halten lassen. Das zuzugeben hieße aber, die eigene Kompetenz öffentlichem Zweifel auszusetzen. Vor allem müsste das ein Berufsstand tun, der nichts anderes »kann« als die natürliche Geburt – die Hebammen. Sie müssten zugeben, dass die eigene Profession in unserer Zeit bei Schwangeren mit hohen Risiken darin versagt, eine Geburt auf vaginalem Weg gut zu Ende zu bringen. Es ist daher eine enorme und nicht zu unterschätzende Provokation derjenigen, die an den Schaltstellen der Geburtshilfe und der Geburtsvorbereitung sitzen, wenn wir mit dem Finger schonungslos auf die Beckenbodenschäden nach natürlichen Geburten zeigen.

Hebammen sind keine Unmenschen, aber wie kommt es, dass sie dennoch irgendwann unmenschlich handeln? Wer die historische Fernsehserie über die Berliner Charité gesehen hat, erinnert sich vielleicht an folgende Szene aus der ersten Staffel (Folge drei): Wir sind im Geburtssaal der Charité. Eine Frau stöhnt in den Wehen. Eine Hebamme, die einen eher herben Eindruck macht, schnauzt die Schwangere an: »Ja, jetzt ist das Gejammere groß. Als es reinkam, haste dich nicht so angestellt« – Genugtuung und Schadenfreude in der Stimme sind unüberhörbar, so als gönne die Hebamme der Frau die Schmerzen. Anschließend vertreibt sie den jungen Arzt, der ängstlich schaut, schreit »pressen« und fordert die Kreißende auf: »Nun zeig dem zukünftigen Doktor mal, dass man zum Kinderkriegen keinen Arzt braucht.« Ein Klischee – aber warum gibt es dieses Klischee?

Ein Besen von Hebamme, aufgeplustert voll Selbstgewissheit und doch letztlich so unsicher, dass sie sich ständig beweisen muss, dass es nicht die Ärzte sind, die eine Geburt leiten – es ist ein alter Konflikt. Damals mag noch halbwegs gegolten haben, dass man zum Kinderkriegen keinen Arzt brauchte, aber in dieser Serie zeichnet sich bereits ab, dass es der Kaiserschnitt ist, der am Ende Leben retten wird. Interessant an der Kreißsaalepisode mit der unsympathischen Hebamme ist die Helferin Ida Lenze. Sie ist jung, empathisch und empfänglich für die Leiden der werdenden Mutter neben ihr. Diese junge Frau, erst Anfängerin im Kreißsaal, noch nicht verbittert, noch nicht im barschen Ton sozialisiert, hat sich ihre Sensibilität noch nicht abtrainieren lassen.

So wie die junge Ida treten die meisten Hebammen ihren Beruf an. Sie wollen einer Schwangeren in Not beistehen. Wenn sie das Leid im Kreißsaal sehen, sind sie zunächst schockiert. Auch Hebammen weinen. Aber wie lange bleiben solche sensiblen Helferinnen dem System erhalten? Die Schwierigkeiten sind nicht mehr zu leugnen, Hebammen analysieren die Tragik im Kreißsaal inzwischen selbst zur Genüge. In einer Bachelorarbeit der Zürcher Hochschule für Angewandte Wissenschaften (ZHAW) werden fehlende Empathie, Machtmissbrauch, unzureichende Aufklärung der Schwangeren und entwürdigende Praktiken analysiert.[3] Das Lesen lohnt, die Arbeit trägt ungemein akribisch Zeugnisse von Frauen zusammen, die im Kreißsaal alles andere als empathisch unterstützt, eher malträtiert worden sind. Auffällig an diesen Zeugnissen ist, dass sie ein fast genussvolles Auskosten der Machtposition seitens der Hebammen sowie seitens der Ärztinnen und Ärzte dokumentieren.

Was geht also in Helfernaturen vor, die sich diesen Beruf sicherlich nicht ausgesucht haben, um Schwangere zu drangsalieren? Was ist mit ihnen geschehen, dass sie so handeln? Wir wissen inzwischen, dass Hebammen – wie auch Ärztinnen und Ärzte – massiv selbst im Kreißsaal traumatisiert werden, das ist immer öfter Thema in wissenschaftlichen Aufsätzen. Ebenso wird die Ohnmacht, die manche Hebammen empfinden, analysiert, beispielsweise im Umgang mit Frauen, die erwartbar komplizierte Geburten haben werden. In einzelnen Befragungen räumen Hebammen hier ein, dass sie sich selbst ausgeliefert und machtlos fühlen, dass in ihnen regelrecht Panik aufkommt. Dies hat aber keinen systemstürzenden Effekt. Wie in anderen Tätigkeitsfeldern verlassen oft gerade diejenigen, die selbst ausgesprochen kritisch sind und die empathielose und aggressive Atmosphäre deutlich wahrnehmen, den Beruf – hier den Kreißsaal. Sie ertragen das nicht, suchen sich weniger belastende Arbeiten. Wer bleibt?

Opfer produzieren Opfer – auch im Kreißsaal

Es geht nicht nur um Verdrängung der Schäden, die bei anderen in Kauf genommen werden, es geht nicht zuletzt um die Verdrängung der selbst erlittenen Schäden. Wer die Statistiken ernst nimmt, darf davon ausgehen, dass sicherlich nicht wenige Hebammen und Frauenärztinnen selbst »untenrum« nicht mehr heil sind. In zahlreichen Gesprächen mit beckenbodenversehrten Frauen klang Argwohn an. Sie fragten sich, ob eigene Beckenbodenschäden es den Hebammen und Ärztinnen im Kreißsaal nicht vielleicht schwerer machen, andere Frauen davor zu bewahren. Dann müssten sie sich das eigene Desaster vielleicht schonungslos eingestehen. Wenn eine Hebamme oder Ärztin indessen davon überzeugt ist, dies gehöre nun mal zum Kinderkriegen dazu, dies sei der notwendige Preis der Mutterschaft, ist für diejenige die eigene Bürde leichter zu tragen. Wir wissen aus der psychologischen Forschung nur zu gut, dass Opfer wieder neue Opfer produzieren – es ist ein Muster. An anderen wird wiederholt, was einem selbst angetan worden ist. Nur hat noch nie jemand dies als Blaupause auf die im Kreißsaal Tätigen übertragen. So wird ein nie angetastetes Tabu geschützt. Wer würde wagen zu vermuten, dass eigene Traumata ihrerseits zu Machtmissbrauch verleiten könnten? Aber auch von Lehrern und Priestern hat man lange nicht glauben wollen, dass sie ihre Macht über Kinder und Schutzbefohlene missbrauchen würden.

Die Schuldzuweisung in der Geburtshilfe funktioniert umgekehrt umstandslos und unhinterfragt – von den Verantwortlichen an die Schwangeren. Geht es nämlich um die Frauen, die Angst vor einer natürlichen Geburt haben, so ist das medizinische System rasch bei der Hand und formuliert Zweifel an deren psychischer Stabilität, unterstellt ihnen psychische Traumata. Geburtsangst wird pathologisiert, das sind neurotische, labile Frauen, die Zutrauen zu sich selbst erst lernen müssten. Dabei lässt sich nachweisen, dass die Furcht vor einer natürlichen Geburt am häufigsten durch eine vorherige schlimme Geburt getriggert worden ist. Diese Frauen wissen um konkrete, nachgewiesene Risiken und wollen diese vermeiden. Das ist plausibel und nachvollziehbar, aber nicht krankhaft.

In der Psyche der vielen hilflosen Helferinnen und Helfer im Kreißsaal gibt es vermutlich wunde Punkte, die diskutiert gehören. Eventuell ist für sie die bittere Erkenntnis, selbst in vieler Hinsicht - vor allem in sexueller - unbefriedigt zu bleiben, leichter auszuhalten, wenn dies als unausweichliches Schicksal deklariert wird und nicht als Versäumnis eines Geburtshilfesystems, das Beckenbodenschäden ausblendet. Daher muss es erlaubt sein zu fragen, warum männliche Frauenärzte und Geburtshelfer mitunter geradezu enthusiastisch für die Zange plädieren, sie sogar bevorzugen, obwohl die medizinischen Zeitschriften voll sind von Warnungen über die Nachteile der Zange. Was geht im Kopf eines Mannes vor, wenn er ein Metallinstrument anpreist, mit dem er einer Frau in einem denkbar schmerzhaften Moment in die Scheide eindringt, um diese Zange schließlich um den Babykopf zu legen und damit das Kind herauszuziehen und ihre Genitalorgane massiv zu verletzen? Man bedenke, der Kopf des Kindes passt meist schon kaum durch den Geburtskanal, es müssen in dieser Enge noch zwei Metallgreifer zwischen Geburtsweg und Köpfchen, anschließend wird alles durch die Scheide zurückgezogen. Das klingt nicht nur martialisch, das ist martialisch. Ich sähe die Köpfe dieser Beckenbodenterminatoren, die sich manchmal geradezu fanatisch, stolz und selbstgewiss auf die Brust klopfen und ausrufen »Ich kann Zange«, gern einmal von fähigen Psychologen und Psychologinnen analysiert.

Was erwarten wir von einem niedergelassenen Frauenarzt in seiner Praxis, der mit seiner Frau seit Jahren nicht mehr intim war, weil diese von drei natürlichen Geburten gravierende Beckenbodenschäden erlitten hat? Solch ein Arzt hat wenig Verständnis, wenn eine Patientin sich aufrafft und ihm anvertraut, sie wollte so gern wieder Sex mit ihrem Mann haben, aber es gehe nicht, weil der Narbenwulst am Scheideneingang wehtut. Dies ist kein Vorwurf, nur eine mögliche Erklärung. Ärzte, Ärztinnen und Hebammen sind selbst verwundbar und nicht immer so souverän, wie es zu wünschen wäre. Wer über Beckenbodenschäden einen Diskurs beginnen will, kommt nicht darum herum, diese inneren Dämonen der Profession der Geburtshelfer und -helferinnen anzusprechen.

Bei der Frage, warum Frauen so unzureichend vor Beckenbodenschäden bewahrt und so unzureichend versorgt werden, wenn sie verletzt worden sind, geht es folglich nicht allein um medizinisch-fachliche Probleme. Es geht um Machtverlust im Kreißsaal, es geht um die Deutungshoheit über eine der elementarsten Erfahrungen im Leben einer Frau, es geht um sexuelle Tabus, um psychische Defizite der Akteure und um eine Mischung aus alledem. Solang sich die Zunft und die Öffentlichkeit dieser Debatte nicht stellen, haben nur wenige sehr mutige, sehr selbstbewusste und sehr gut informierte Frauen die Chance, ihre Wünsche durchzusetzen und als Mutter weiter Frau sein zu dürfen.

Ich will dazu animieren, sich mit diesen zugegeben schonungslos zugespitzten Argumenten auseinanderzusetzen. Sie bestimmen seit Langem den Diskurs, wie es heute heißt, sie haben Ansichten, Weltbilder geprägt. Das Framing durch vorgegebene Vorstellungen darüber, was als Schaden am Beckenboden gelten soll und was nicht, prägt die Behandlung der Schwangeren im Kreißsaal, die Therapie der Mütter. Beeinflusst von diesen

Deutungsmustern bewerten und sammeln wir Informationen. Sie durchdringen das, was wir wahrnehmen, sie geben die Fragen vor, die wir vermeintlich unabhängig formulieren.

So sehen auch Forschende die Welt durch eine Brille, die ihnen zuvor eingefärbt worden ist. Wenn diese »Voraus«-Urteile bestimmte Bedürfnisse von Frauen gering schätzten, übersieht die nur scheinbar objektive Wissenschaft sie ebenfalls. Wenn beispielsweise wissenschaftliche Studien zu dem Schluss kommen, dass eine Frau nach einer vaginalen Geburt immer noch klitorale Orgasmen haben kann, so haben sie vielleicht nur nicht danach gefragt, ob den Frauen die anderen Formen der Befriedigung fehlen. Blendet man im Fragebogen aus, ob die Betroffenen Penetrationen vermissen, erfahren die Forschenden nie, dass der Sex der Studienteilnehmerinnen schlechter geworden ist. So erfährt die Kollegenschaft nichts darüber, es erfahren nicht die Frauenärztinnen und -ärzte, die es lesen, nicht die Medizinjournalistinnen und -journalisten, die darüber berichten. In den Kommentaren von Frauen mit Beckenbodenschäden lässt sich unzweifelhaft erkennen, dass viele die Beeinträchtigung ihrer Sexualität als schwerwiegendes Manko erleben, als einen herben Verlust. Aber er wird nicht dokumentiert, wenn nicht danach gefragt wird, es wird nicht gefragt, wenn bereits klar ist, dass dies eigentlich nicht so bedeutsam ist, und so kommt dieser Verlust in der Öffentlichkeit nicht vor.

Opfer der Verhältnisse

Die Beispiele mögen zeigen, wir sehr die Medizin, die Wissenschaft, die Hebammen, Ärztinnen und Ärzte – im Grunde all diejenigen, an denen beckenbodenverletzte Frauen bereits gescheitert sind – in ihren Verhaltensmustern, in alten Traditionen und noch älteren Ritualen gefangen sind. Diese Gründe sind psychologischer, ideologischer, kulturhistorischer Natur – wie auch immer, sie haben Einfluss. Ich weiß, dass solche Überlegungen eine Levatoravulsion nicht besser, eine Blase nicht dichter und eine Scheide nicht enger machen. Aber sie lassen erkennen, in welchen Denkmustern und Vorurteilen das System gefangen ist, wie viel geistiger Ballast über Bord geworfen werden muss, um künftig nicht die gleichen Fehler immer wieder neu zu machen. Die Geschädigten können zumindest verstehen, warum sie so oft vergeblich auf Verständnis hoffen.

Es hilft zudem, Denkfallen zu vermeiden. Die Opfer einer falsch gepolten Geburtshilfe glauben allzu oft oder werden allzu oft genötigt zu glauben, sie allein hätten versagt. Viele beckenbodengeschädigte Frauen träumen von den Stunden kurz vor und während der Geburt. Sie berichten mir, dass in ihren Träumen immer wieder ein bestimmter Augenblick auftaucht, ein Wortwechsel mit der Hebamme, eine Begebenheit im Kreißsaal, die Handlung der Ärztin, ein Satz des Arztes – konkrete Wegmarken im Verlauf der Geburt, an denen sie ihr Schicksal festmachen, an denen sie die Weichen anders hätten stellen sollen. Sie erzählen mir, dass sie im Traum hoffen, die Zeit umkehren zu können. Es fallen Ausdrücke wie »Hätte ich das nur verweigert«, »Ich hätte meinen Willen durchsetzen sollen«, »Ich spürte, es ging nicht«. Immer wieder durchleben sie den Zeitpunkt, der alles hätte ändern können. Es ist ein im Traum ablaufendes Schuldzuweisungsritual: Ich habe an einem bestimmten Punkt versäumt, das Richtige zu tun.

Hier gilt es gegenzuhalten. Keiner Schwangeren kann zugemutet werden, folgenreiche Entscheidungen selbst und wohlüberlegt zu treffen, wenn sie mitten in der Geburt steckt. Keiner Schwangeren kann zugemutet werden, selbst dafür zu sorgen, dass ihre Schäden richtig und rechtzeitig erkannt und versorgt werden. Das ist Sache der Profession. Denn kein herzkranker Patient muss während der Katheteruntersuchung Entscheidungen treffen, er muss sich nicht vorher kundig machen, und er muss nicht für eine adäquate Nachbehandlung von Komplikationen sorgen. Das muss das medizinische System, das für ihn die Verantwortung übernimmt. Deshalb sollte eine Frau mit Beckenbodenschaden keinesfalls mit sich selbst hadern. Sie ist zum Opfer geworden, sie darf sich nicht zur Schuldigen machen lassen.

Viele werden sich von meinen Überlegungen angegriffen fühlen. Aber ich bin überzeugt, dass es solcher Analysen und Appelle bedarf, um die Dinge zum Besseren zu wenden. Erst dann können Hebammen, Ärztinnen und Ärzte die Schwangeren, die Gebärenden und die Mütter nach der Geburt besser als bisher mit Empathie wahrnehmen, ihrer professionellen Verantwortung gerecht werden und rechtzeitig Schaden abwenden – nicht nur vom Beckenboden. Erst dann werden sie den Frauen, die geschädigt worden sind, geduldig zuhören, um ihre Beschwerden besser als bisher heilen oder zumindest lindern zu können. Denken wir um – damit Frauen Mutter werden und Frau bleiben können.

Glossar

Afterhebemuskel
Musculus levator ani

Analinkontinenz
Unfähigkeit, Darmluft, flüssigen oder festen Darminhalt willkürlich festhalten zu können

Avulsion
siehe Levatoravulsion

Bartholin-Drüse
Urogenitaldrüse, die in den unteren Scheidenvorhof mündet und dort für das Feuchtwerden bei Erregung sorgt

Diaphragma pelvis
zweitunterste Beckenbodenschicht, besteht vor allem aus dem Musculus levator ani

Diaphragma urogenitale
unterste äußere Muskelschicht des Beckenbodens

Episiotomie
Dammschnitt unter der Geburt, Schnitt vom Scheidenausgang hinten schräg im Winkel zur Seite oder in Richtung Anus

Forzeps
Geburtszange, um das Kind herauszuziehen, wenn es bei der Geburt feststeckt

Forzepsextraktion
Herausziehen des Kindes am Kopf mithilfe der Geburtszange

Gebärmutterhals
unteres Ende und Ausgang der Gebärmutter, der in die Scheide von oben hineinragt

Genitalkörperchen
siehe Wollustkörperchen

HERS Foundation
Selbsthilfegruppe in den USA für Frauen nach Gebärmutterentfernung

Hypoxie
Sauerstoffmangel; insbesondere in Geweben, Muskeln und Nerven

Hysterektomie
operative Gebärmutterentfernung

Hysterosakropexy
engl. für Hysterosakropexie – eine Operation, die die Gebärmutter

im Becken neu fixiert, um ihr Absinken zu therapieren

Inkontinenz
unwillkürlicher, nicht kontrollierbarer Verlust von Urin oder Darminhalt

Introitus
Eingang; gemeint ist meist der Scheideneingang

Klitoris
Sexualorgan der Frau, von dem lediglich ein kleiner Teil (Eichel) außen oberhalb des Harnröhrenausganges sichtbar ist

Kontinenz
Fähigkeit, Urin und Darminhalt sicher und willkürlich festhalten zu können

Kristellern
sanfter bis kraftvoll oder brachial ausgeführter Druck auf den Bauch der Schwangeren bei der Geburt

Levatoravulsion
Abriss der vorderen Muskelzüge des Musculus levator ani rechts oder links von den Schambeinästen neben der Symphyse

Musculus bulbospongiosus
ein Muskel der Genitalzone, der wichtig ist für die Erregung und dessen Beschädigung bei manchen Dammschnitten in Kauf genommen wird

Musculus levator ani
der wichtigste Beckenbodenmuskel, dessen Hauptmuskelzüge vorn an den beiden Schambeinästen rechts und links der Symphyse befestigt sind und sich wie eine Hängematte nach hinten zum Steißbein ziehen

Musculus sphincter ani internus
der innere Schließmuskel des Darmausganges; er gehorcht nicht der Willkür, sondern reagiert unwillkürlich beim Dichthalten oder Öffnen des Analkanals

Musculus sphincter ani externus
der äußere Schließmuskel des Darmausganges; er kann willkürlich zugekniffen werden, um Darmwinde und Stuhl zu halten, und er ist bei höhergradigen Dammrissen als Erstes geschädigt

Narbendamm
ein unzulänglich verheilter Damm nach Dammriss, Dammschnitt oder anderen Geburtsverletzungen

Narbeninsuffizienz
siehe Narbendamm

Nervus pudendus
der wichtigste Beckenbodennerv, der die Muskeln steuert und Empfindung und Erregung vom Beckenboden und von der Urogenitalzone ans Gehirn meldet

OASIS (Obstetric Anal Sphincter Injuries)
Bezeichnung für höhergradige Dammrisse Grad 3 bis 4

paraurethrale Drüsen
zahlreiche, bei jeder Frau individuell verschieden große Geschlechtsdrüsen, die der Befeuchtung dienen, um die Harnröhre herum gruppiert sind und an deren Ende in diese hineinmünden

Perineum
Damm; als Bindegewebs- und Muskelschicht zwischen Anus und hinterem Scheidenausgang ein wichtiger Ansatzpunkt für zahlreiche Beckenbodenstrukturen

Pessar
Bezeichnung für vielfältig geformte Teile, die in die Scheide eingeführt werden und den Beckenboden stützen

POP (Pelvic Organ Prolapse)
internationale Bezeichnung für Beschwerden bei schwachem Beckenboden

post partum
unmittelbar nach einer Geburt

Prolaps
Vorfall; gemeint ist der Vorfall der Gebärmutter durch die Scheide hindurch nach außen

Raphe perinei
eine Art dunkle Linie, die außen an der Haut das darunterliegende, sehr starke Bindegewebe markiert, das den hinteren Scheidenausgang mit dem Anus verbindet

Rektozele
Vorwölbung der Scheidenwand hinten durch einen herabdrückenden Enddarm

Schamlippen
siehe Vulvalippen

Skene-Drüsen
so werden die beiden größten paraurethralen Drüsen bezeichnet, sie münden nicht in die Harnröhre hinein, sondern neben dem Harnröhrenausgang direkt nach außen

Stuhlinkontinenz
Unfähigkeit, flüssigen und festen Stuhl halten zu können; gravierender als Analinkontinenz, die auch die Windinkontinenz umfasst

Symphyse
das Verbindungsstück zwischen den beiden Schambeinästen, das vorn die Mitte des Beckenknochens bildet, direkt über dem Schamhügel

TVT-Band (Tension-Free Vaginal Tape)
Goldstandard zur minimalinvasiven, operativen Therapie der Belastungsinkontinenz

UR-CHOICE-Rechner
ein aus mehreren Kriterien bestehender Algorithmus, der das Risiko für eine Schädigung des Beckenbodens bei der Geburt berechnen kann

Urethra
Harnröhre, sie führt den Urin von der Harnblase nach außen

Uterus
Gebärmutter

Vakuumextraktion
Herausziehen des Kindes mit Hilfe einer Schale, die über Vakuumbildung am kindlichen Kopf haftet

Vater-Pacini-Körperchen
vibrationsempfindliche Sensoren der Haut, die überall in der Urogenitalzone verteilt sind

Vulvalippen
früher Schamlippen; sie umgeben als kleine und große Vulvalippen rechts und links den Scheidenausgang

Wollustkörperchen
Sinneszellen in der Haut, die insbesondere Empfindungen wie Berührung und Druck als Signale an Nerven weitergeben

Zange
siehe Forzeps

Zystozele
Vorwölben der Scheidenwand vorn durch eine herabdrückende Harnblase

Literatur und Links

1.1 Untenrum offen – was Frauen fühlen

1. Prushinskaya A: A woman is a woman until she is a mother. Des Plaines, IL: MG Press, 2017.

1.2 Beckenbodenschäden: Tabuisiert, ignoriert, verharmlost

1. »The loser's standing small«, ABBA, aus dem Song *The Winner Takes It All.*
2. Abstract 1819 RCOG World Congress 2019/Bidwell P: Barriers and enablers to implementing change within maternity services – lessons learned from the OASI Care Bundle Quality Improvement Project. BJOG. 2019; 126(S2): 137.
3. Lenzen-Schulte M: Besser als bisher über Risiken vaginaler Geburten aufklären. Deutsches Ärzteblatt. 2018; 115(45): A-2062 / B-1716 / C-1693.
4. Vasseur A, et al.: Counseling after perineal laceration: does it improve functional outcome? Int Urogynecol J. 2019; 30(6): 925–931.
5. Bouvier-Colle MH, et al.: Euro-Peristat Scientific Committee. What about the mothers? An analysis of maternal mortality and morbidity in perinatal health surveillance systems in Europe. BJOG. 2012; 119(7): 880–889; discussion 890.

2.1 Halt für alle Fälle: Das Becken und sein Boden

1. www.theguardian.com/lifeandstyle/2018/oct/08/keira-knightley-duchess-of-cambridge-feminists-dont-wear-pink
2. Jansson MH, et al.: Risk factors for perineal and vaginal tears in primiparous women – the prospective POPRACT-cohort study. BMC Pregnancy Childbirth. 2020; 20(1): 749.
3. Leserbrief Wenderlein JM: Dammschnitt möglichst vermeiden. Dtsch Artzebl 2021; 118(39): A-1774/ B-1466.

4. Haag-Wackernagel D: Sensorische Nervenendigungen - der Schlüssel zur weiblichen Lust. Sexuologie. 2022; 29(1): 5–20.
5. Expertenbrief Schweiz, April 2021, Viereck V, et al.: Der Beckenboden während Schwangerschaft, Geburt und postpartal. Expertenbrief Nr. 75.
6. Dietz HP, et al.: Do women notice the effect of childbirth-related pelvic floor trauma? Aust N Z J Obstet Gynaecol. 2012; 52(3): 277–281.
7. Sindhwani N, et al.: In vivo evidence of significant levator ani muscle stretch on MR images of a live childbirth. Am J Obstet Gynecol. 2017; 217(2): 194.e1–194.e8.
8. Ashton-Miller JA, et al.: On the biomechanics of vaginal birth and common sequelae. Annu Rev Biomed Eng. 2009; 11: 163–176.
9. www.twitter.com/chrissyteigen/status/998008372166148097?lang=de und www.facebook.com/groups/1538075199800995/
10. Lien KC, et al.: Pudendal nerve stretch during vaginal birth: a 3D computer simulation. Am J Obstet Gynecol. 2005; 192(5): 1669–1676.
11. Lenzen-Schulte M: Evolution und Schwangerschaft. Zu groß für die eigene Mutter. Deutsches Ärzteblatt. 2019; 116(15): A-732 / B-603 / C-595.

2.2 After-Baby-Body und After-Baby-Beckenboden

1. Tunn R, et al.: Urogynäkologie in Praxis und Klinik. Berlin: De Gruyter, 2021.
2. Seehafer P: Nähen oder nicht nähen? Diagnostik von Geburtsverletzungen. Die Hebamme. 2016; 29: 382–385.
3. Anglim B, et al.: Risk factors and outcome of repair of obstetric anal sphincter injuries as followed up in a dedicated perineal clinic. Int Urogynecol J. 2019; 30(10): 1649–1655.
4. Seehafer P: Ein Kunsthandwerk lernen: Von der Diagnostik zur Dammnaht. Deutsche Hebammen Zeitschrift. 2011; 8: 30–33.

5. Sanson C, et al.: Perineal suture practices. Are they up to date with the evidence based medicine data: A local experience into a university maternity? J Gynecol Obstet Hum Reprod. 2020; 49(5): 101634.
6. Seijmonsbergen-Schermerrs AE, et al.: Betere training over perineumletsel gewenst [Better training in perineal injury is desirable]. Ned Tijdschr Geneeskd. 2019; 163: D3722.
7. AWMF: Management von Dammrissen III. und IV. Grades nach vaginaler Geburt. Registernummer 015 – 079.
8. Green J, et al.: Great Expectations. A Prospective Study of Women's Expectations and Experiences of Childbirth. Oxford: Butterworth-Heinemann, 1997.
9. Beilecke K: Bereits im Kreißsaal anatomisch korrekt versorgen. gynäkologie + geburtshilfe. 2020; 25(2): 35–38.
10. Tunn R, et al.: Therapieansätze zur Beeinflussung des Beckenboden-Bindewebes post partum. gynkongress DGGG 2018; 31.10.2018 Wissenschaftliche Sitzung: Beckenbodenprotektive Geburtshilfe.
11. Meriwether KV, et al.: Sexual Function and Pessary Management among Women Using a Pessary for Pelvic Floor Disorders. J Sex Med. 2015; 12(12): 2339–2349.
12. Rantell A: Vaginal Pessaries for Pelvic Organ Prolapse and Their Impact on Sexual Function. Sex Med Rev. 2019; 7(4): 597–603.
13. Velzel J, et al.: A nationwide survey concerning practices in pessary use for pelvic organ prolapse in The Netherlands: identifying needs for further research. Int Urogynecol J. 2015; 26(10): 1453–1458.
14. Downing KT. Uterine prolapse: from antiquity to today. Obstet Gynecol Int. 2012: 649459.
15. Hagen S, et al.: Pelvic floor muscle training for secondary prevention of pelvic organ prolapse (PREVPROL): a multicentre randomised controlled trial. Lancet. 2017; 389(10067): 393–402.
16. Dekker JH: Pelvic organ prolapse: prevention by training? Lancet. 2017; 389(10067): 336–337.

17. Glazener CM, et al.: ProLong study group. Twelve-year follow-up of conservative management of postnatal urinary and faecal incontinence and prolapse outcomes: randomised controlled trial. BJOG. 2014; 121(1): 112–120.
18. Goodridge SD, et al.: Association of Knowledge and Presence of Pelvic Floor Disorders and Participation in Pelvic Floor Exercises: A Cross-sectional Study. Female Pelvic Med Reconstr Surg. 2021; 27(5): 310–314.
19. Bø K: Physiotherapy management of urinary incontinence in females. J Physiother. 2020; 66(3): 147–154.

3.1 Im freien Fall – Gebärmutterprolaps

1. Huber JCH (ed.): Die Gynäkologie (peri gynaikein) des Soranus von Ephesus. Geburtshilfe, Frauen- und Kinder-Krankheiten, Diätetik der Neugeborenen. München: Lehmann Verlag, 1894.
2. Newton P: And Then My Uterus Fell Out: A memoir on life with pelvic organ prolapse. Forest Hills, NY: PRN Publishing 2013.
3. Mirskaya M, et al.: Online reported women's experiences of symptomatic pelvic organ prolapse after vaginal birth. BMC Womens Health. 2019; 19(1): 129.
4. Sigurdardottir T, et al.: Cross-sectional study of early postpartum pelvic floor dysfunction and related bother in primiparous women 6–10 weeks postpartum. Int Urogynecol J. 2021; 32(7): 1847–1855.
5. Gyhagen M, et al.: Prevalence and risk factors for pelvic organ prolapse 20 years after childbirth: a national cohort study in singleton primiparae after vaginal or caesarean delivery. BJOG. 2013; 120(2): 152–160.
6. Barca JA, et al.: Pelvic Floor Morbidity Following Vaginal Delivery versus Cesarean Delivery: Systematic Review and Meta-Analysis. J Clin Med. 2021; 10(8): 1652.
7. Wang R, et al.: Relationship Between Maternal Age at First Delivery and Subsequent Pelvic Organ Prolapse. Female Pelvic Med Reconstr Surg. 2021; 27(2): e423–e426.

8. Halle TK, et al.: Change in prevalence of major levator ani muscle defects from 6 weeks to 1 year postpartum, and maternal and obstetric risk factors: A longitudinal ultrasound study. Acta Obstet Gynecol Scand. 2020; 99(10): 1403–1410.
9. Mant J, et al.: Epidemiology of genital prolapse: observations from the Oxford Family Planning Association Study. Br J Obstet Gynaecol. 1997; 104(5): 579–585.
10. Paymova L, et al.: Vaginal birth after Cesarean section and levator ani avulsion: a case-control study. Ultrasound Obstet Gynecol. 2021; 58(2): 303–308.
11. Havelková L, et al.: Persistent occiput posterior position and stress distribution in levator ani muscle during vaginal delivery computed by a finite element model. Int Urogynecol J. 2020; 31(7): 1315–1324.
12. Allen-Brady K, et al.: Systematic review and meta-analysis of genetic association studies of pelvic organ prolapse. Int Urogynecol J. 2022; 33(1): 67–82.
13. Lima CTS, et al.: Pelvic floor ultrasound finds after episiotomy and severe perineal tear: systematic review and meta-analysis. J Matern Fetal Neonatal Med. 2020; 13: 1–12.
14. Cheng J, et al.: Status, challenges, and future prospects of stem cell therapy in pelvic floor disorders. World J Clin Cases. 2020; 8(8): 1400–1413.
15. Fischer A: Von Elektrotherapie bis Pessar. Konservative Therapie der Beckenbodeninsuffizienz. gynäkologie + geburtshilfe. 2020; 25(3): 28–37.
16. Barbalat Y, et al.: Surgery for pelvic organ prolapse: a historical perspective. Curr Urol Rep. 2012; 13(3): 256–261.
17. Lenzen-Schulte M: Urogenitaler Deszensus: Ohne Netz und doppelten Boden. Deutsches Ärzteblatt. 2019; 116(44): A-2018 / B-1652 / C-1618.
18. Hampel C: Implantate bei Genitalprolaps: Kontra Mesh-Operation [Implants for genital prolapse: Contra mesh surgery]. Urologe A. 2017; 56(12): 1583–1590. German.

19. Jia X, et al.: Efficacy and safety of using mesh or grafts in surgery for anterior and/or posterior vaginal wall prolapse: systematic review and meta-analysis. BJOG. 2008; 115(11): 1350–1361.
20. Lermann JH, et al.: Genitalvorfall: Symptomatik, Diagnostik und Therapie. Frauenheilkunde up2date. 2010; 4(2): 111–133.
21. Betschart C, et al.: Die Behandlung bei Gentitaldeszensus. Serie Urogynäkologie. Gynäkologie. 2012; 3: 34–38.
22. Hornemann A, et al.: Tendon Descensus Repair (TENDER) – A prospective clinical feasibility study of tendon transplantation for pelvic organ prolapse repair. Eur J Obstet Gynecol Reprod Biol. 2020; 249: 37–41.
23. Enquist PO: Der Besuch des Leibarztes. München/Wien: Hanser, 2001.
24. www.news.at/a/daenische-hebammen-orgasmus-medizin-schwangere-164423
25. www.hersfoundation.org/symptoms-and-conditions/sexual-loss/
26. www.alliedacademies.org/articles/effects-of-uteruspreserving-surgical-modalities-on-sexual-functions-in-totalprolapsus-cases-8886.html
27. Scime NV, et al.: Calgary Women's Pelvic Health Research Group. Protocol for a prospective multisite cohort study investigating hysterectomy versus uterine preservation for pelvic organ prolapse surgery: the HUPPS study. BMJ Open. 2021; 11(10): e053679.
28. Malanowska E, et al.: Laparoscopic approach to pelvic organ prolapse – the way to go or a blind alley? Wideochir Inne Tech Maloinwazyjne. 2019; 14(4): 469–475.
29. Domenighetti G, et al.: Rate of hysterectomy is lower among female doctors and lawyers' wives. BMJ. 1997; 314(7091): 1417.
30. Alketbi MSG, et al.: Levator ani and puborectalis muscle rupture: diagnosis and repair for perineal instability. Tech Coloproctol. 2021; 25(8): 923–933.
31. Latzko W: Die Levatornaht als typische Prolapsoperation. Monatsschr Geburtshilfe Gynäkol. 1910; 32: 330–334.

3.2 Kein Pipifax – Harninkontinenz

1. www.koramikino.de/pages/blasenschwaeche-report
2. www.news24.com/health24/medical/incontinence/incontinence-in-women/kate-winslet-opens-up-about-incontinence-20151123
3. www.brigitte.de/familie/mitfuehlen/inkontinent—na-und—warum-wir-kate-winslet-fuer-diese-beichte-noch-mehr-lieben-10137958.html
4. www.emotion.de/leben-arbeit/gesellschaft/inkontinenz-nach-geburt
5. www.hebammen-bw.de/wp-content/uploads/2.4.5_180307_Inkontinenz_Kaiserschnitt_Studie_Edinburgh.pdf
6. www.frauenaerzte-im-netz.de/erkrankungen/harninkontinenz/
7. Brown S, et al.: Consultation about urinary and faecal incontinence in the year after childbirth: a cohort study. BJOG. 2015; 122(7): 954–962.
8. Hübner M, et al.: Aspects of Pelvic Floor Protection in Spontaneous Delivery – a Review. Geburtshilfe Frauenheilkd. 2022; 82(4): 400–409.
9. www.modelvita.com/health-magazin/2019/sexy-schwarze-unterwaesche-fuer-inkontinenz-auf-der-berlin-fashion-week/72774
10. MacArthur C, et al.: ProLong study group. Urinary incontinence persisting after childbirth: extent, delivery history, and effects in a 12-year longitudinal cohort study. BJOG. 2016; 123(6): 1022–1029.
11. Diez-Itza I, et al.: Factors involved in the persistence of stress urinary incontinence from postpartum to 12 years after first delivery. Neurourol Urodyn. 2020; 39(6): 1849–1855.
12. Siahkal SF, et al.: Maternal, obstetrical and neonatal risk factors' impact on female urinary incontinence: a systematic review. Int Urogynecol J. 2020; 31(11): 2205–2224.
13. Ting HY, et al.: Urinary incontinence among pregnant women in Southern Brazil: A population-based cross-sectional survey. PLoS One. 2020; 15(6): e0234338.

14. Wesnes SL, et al.: Birthweight and urinary incontinence after childbirth: a systematic review and meta-analysis. Eur J Obstet Gynecol Reprod Biol X. 2020; 8: 100115.
15. Blomquist JL, et al.: Association of Delivery Mode With Pelvic Floor Disorders After Childbirth. JAMA. 2018; 320(23): 2438–2447.
16. Rortveit G, et al.: Norwegian EPINCONT Study. Urinary incontinence after vaginal delivery or cesarean section. N Engl J Med. 2003; 348(10): 900–907.
17. Groutz A, et al.: Cesarean section: does it really prevent the development of postpartum stress urinary incontinence? A prospective study of 363 women one year after their first delivery. Neurourol Urodyn. 2004; 23(1): 2–6.
18. Gyhagen M, et al.: The effect of childbirth on urinary incontinence: a matched cohort study in women aged 40-64 years. Am J Obstet Gynecol. 2019; 221(4): 322.e1–322.e17.
19. AWMF: Interdisziplinäre S2e-Leitlinie für die Diagnostik und Therapie der Belastungsinkontinenz der Frau. Registernummer 015/005.
20. Araklitis G, et al.: Healthcare professional's choice for surgical management of stress urinary incontinence in a U.K. tertiary hospital. Eur J Obstet Gynecol Reprod Biol. 2021; 263: 7–14.
21. Okui N: Comparison between erbium-doped yttrium aluminum garnet laser therapy and sling procedures in the treatment of stress and mixed urinary incontinence. World J Urol. 2019; 37(5): 885–889.
22. Kuszka A, et al.: Erbium: YAG laser treatment of female stress urinary incontinence: midterm data. Int Urogynecol J. 2020; 31(9): 1859–1866.

3.3 Die große Scham – Stuhlinkontinenz

1. www.inkontinenz-selbsthilfe.com/forum/5-stuhlinkontinenz/11366-nach-der-geburt-fingen-bei-mir-die-probleme-an

2. www.familienplanung.de/schwangerschaft/nach-der-geburt/das-wochenbett-von-a-bis-z/die-mutter-im-wochenbett/stuhlinkontinenz/
3. Johannessen HH, et al.: Prevalence and predictors of anal incontinence 6 years after first delivery. Neurourol Urodyn. 2019; 38(1): 310–319.
4. Stubert J, et al.: Risiken bei Adipositas in der Schwangerschaft. Review. Deutsches Ärzteblatt. 2018; 115(16): 276–283.
5. Bharucha AE, et al.: Obstetric trauma, pelvic floor injury and fecal incontinence: a population-based case-control study. Am J Gastroenterol. 2012; 107(6): 902–911.
6. Samarasekera DN, et al.: Long-term anal continence and quality of life following postpartum anal sphincter injury. Colorectal Dis. 2008; 10(8): 793–799.
7. Sultan AH, et al.: Occult obstetric trauma and anal incontinence. Eur J Gastroenterol Hepatol. 1997; 9(5): 423–427.
8. Walsh KA, et al.: Use of endoanal ultrasound for reducing the risk of complications related to anal sphincter injury after vaginal birth. Cochrane Database of Systematic Reviews 2015; 10: CD010826.
9. www.daslebeninbewegung.at/teil-2-stuhlinkontinenz-nach-geburt-experteninterview-mit-dem-proktologen-prof-max-wunderlich/
10. Taithongchai A, et al.: The consequences of undiagnosed obstetric anal sphincter injuries (OASIS) following vaginal delivery. Int Urogynecol J. 2020; 31(3): 635–641.
11. www.urbia.de/forum/15-geburt-wochenbett/4858478-stuhlinkontinenz-nach-spontaner-geburt-bei-2-kind-kaiserschnitt
12. Lenzen-Schulte M: Beckenbodenschäden: Besser als bisher über Risiken vaginaler Geburten aufklären. Deutsches Ärzteblatt. 2018; 115(45): A-2062 / B-1716 / C-1693.
13. Edozien LC, et al.: Impact of third- and fourth-degree perineal tears at first birth on subsequent pregnancy outcomes: a cohort study. BJOG. 2014; 121(13): 1695–1703.

14. Napitupulu M, et al.: Höhergradige Dammrisse. Therapie und Betreuung. info@urogynäkologie 2/2018.
15. Soerensen MM, et al.: Long-term function and morphology of the anal sphincters and the pelvic floor after primary repair of obstetric anal sphincter injury. Colorectal Dis. 2014; 16(10): O347–55.

3.4 Lost Penis, lost Sex – (k)ein Thema nach der Geburt

1. www.self.com/story/i-suffered-from-pelvic-organ-prolapse-after-childbirth-and-heres-how-i-learned-to-love-my-body-again
2. Dobbeleir JM, et al.: Aesthetic surgery of the female genitalia. Semin Plast Surg. 2011; 25(2): 130–141.
3. Egger MJ, et al.: Pelvic Floor Sensations After the First Vaginal Delivery: A Qualitative Study. Female Pelvic Med Reconstr Surg. 2021; 27(1): e234–e246.
4. Pauls RN, et al.: Vaginal laxity: a poorly understood quality of life problem; a survey of physician members of the International Urogynecological Association (IUGA). Int Urogynecol J. 2012; 23(10): 1435–1448.
5. Sekiguchi Y, et al.: Laxity of the vaginal introitus after childbirth: nonsurgical outpatient procedure for vaginal tissue restoration and improved sexual satisfaction using low-energy radiofrequency thermal therapy. J Womens Health (Larchmt). 2013; 22(9): 775–781.
6. Wildt B: Vaginal Rejuvenation – eine Bestandsaufnahme. gynäkologie + geburtshilfe. 2016; 21(3): 27–31.
7. www.focus.de/gesundheit/baby/geburt/ruiniert-eine-vaginale-geburt-das-sexleben-aerzte-und-hebamme-antworten_id_9304241.html
8. McDonald E, et al.: Consultation about Sexual Health Issues in the Year after Childbirth: A Cohort Study. Birth. 2015; 42(4): 354–361.
9. Gommesen D, et al.: Obstetric perineal tears, sexual function and dyspareunia among primiparous women 12 months

postpartum: a prospective cohort study. BMJ Open. 2019; 9(12): e032368.

10. Priddis H, et al.: Women's experiences following severe perineal trauma: a qualitative study. BMC Women's Health. 2014; 14(1): 32.
11. Priddis H, et al.: Women's experiences following severe perineal trauma: a meta-ethnographic synthesis. J Adv Nurs. 2013; 69(4): 748–759.
12. Lindqvist M, et al.: »Struggling to settle with a damaged body« – A Swedish qualitative study of women's experiences one year after obstetric anal sphincter muscle injury (OASIS) at childbirth. Sex Reprod Healthc. 2019; 19: 36–41.
13. Jha S, et al.: Incontinence during intercourse: myths unravelled. Int Urogynecol J. 2012; 23(5): 633–637.
14. Illiano E, et al.: Coital Incontinence in Women With Urinary Incontinence: An International Study. J Sex Med. 2018; 15(10): 1456–1462.
15. Serati M, et al.: Female urinary incontinence during intercourse: a review on an understudied problem for women's sexuality. J Sex Med. 2009; 6(1): 40–48.
16. Pastor Z, et al.: Differential diagnostics of female »sexual« fluids: a narrative review. Int Urogynecol J. 2018; 29(5): 621–629.
17. www.womenshealthmag.com/sex-and-love/a19984253/porn-censorship/
18. Horosz E, et al.: Impact of Midurethral Sling Implantation on Sexual Function in Women with Stress Urinary Incontinence. J Clin Med. 2020; 9(5): 1538.
19. Lai S, et al.: Sexual Functions in Women With Stress Urinary Incontinence After Mid-Urethral Sling Surgery: A Systematic Review and Meta-Analysis of Prospective Randomized and Non-Randomized Studies. J Sex Med. 2020; 17(10): 1956–1970.
20. Turgut H, et al.: Does the sexual function of the spouses change after the TOT procedure? Arch Gynecol Obstet. 2021; 303(6): 1489–1494.

21. Mattsson NK, et al.: Pelvic organ prolapse surgery and quality of life – a nationwide cohort study. Am J Obstet Gynecol. 2020; 222(6): 588.e1–588.e10.
22. www.familydoctor.org/importance-of-sexual-health/
23. Haerdle S: Spritzen – Geschichte der weiblichen Ejakulation. Hamburg: Nautilus Flugschrift, 2020.
24. Richter D: Serie Sexualsprechstunde. Frauenarzt. 2020; 61(9): 640–643.

4.1 Und bist du nicht willig – Zange und Saugglocke

1. blog.tagesanzeiger.ch/mamablog/index.php/5500/das-marchen-von-der-sanften-geburt/
2. www.faz.net/aktuell/rhein-main/frankfurt/autismus-als-lebte-er-in-einer-eigenen-welt-1739848.html
3. IQTIG Bundesauswertung zum Erfassungsjahr 2019 Geburtshilfe. 14. Juli 2020.
4. Georgakis MK, et al.: Perinatal and early life risk factors for childhood brain tumors: Is instrument-assisted delivery associated with higher risk? Cancer Epidemiology. 2019; 59: 178–184.
5. Pettersson K, et al.: Traction force during vacuum extraction: a prospective observational study. BJOG. 2015; 122: 1809–1816.
6. Aberg K, et al.: Vacuum extraction in fetal macrosomia and risk of neonatal complications: a population-based cohort study. AOGS. 2016, 95(10): 1089–1096.
7. Chamagne M, et al.: Quelle voie d'accouchement choisir après échec d'extraction par ventouse [How to proceed after a failed vacuum delivery? Cesarean section versus second instrument.] Gynecol Obstet Fertil Senol. 2019; 47(10): 718–725.
8. Burkhardt T, et al.: A Structured and Photographic Documentation of the Vacuum-Assisted Vaginal Delivery. Zeitschrift Geburtshilfe und Neonatologie. 2018; 222: 25–27.
9. Taschner U, et al.: Interventionen kritisch hinterfragen: Erfahrungen im Ev. Diakoniekrankenhaus Freiburg. Die Hebamme. 2014; 27: 158–162.

10. Hopp H, et al.: Pathologische Geburt und vaginaloperative Entbindung. In: Schneider H, et al. (eds): Die Geburtshilfe. Springer Reference Medizin. Berlin/Heidelberg: Springer, 2015.
11. da Silva Charvalho P, et al.: Indications for increase in caesarean delivery. Reprod Health. 2019; 16(1): 72.
12. www.independent.co.uk/news/uk/home-news/decapitated-baby-doctor-mothers-womb-delivery-death-vaishnavy-laxman-tribunal-ninewells-hospital-a8344696.html
13. Hiss J, et al.: Accidental fetal decapitation: a case of medical and ethical mishap. Am J Forensic Med Pathol. 2011; 32(3): 245–247.
14. Macfarlane AJ, et al.: Euro-Peristat Scientific Committee. Wide differences in mode of delivery within Europe: risk-stratified analyses of aggregated routine data from the Euro-Peristat study. BJOG. 2016; 123(4): 559–568.
15. Nichols CM, et al.: Chart documentation of informed consent for operative vaginal delivery: is it adequate? South Med J. 2006; 99(12): 1337–1339.

4.2 Dammschutz – ein hohles Versprechen?

1. Roche C: Feuchtgebiete. Köln: Dumont, 2008.
2. Aasheim V, et al.: Perineal techniques during the second stage of labour for reducing perineal trauma. Cochrane Database Syst Rev. 2017; 6(6): CD006672.
3. Gurtner J, et al.: Wohin mit den Händen? Bachelorarbeit, Fachhochschule Bern, 2020.
4. Preston H, et al.: Does pool birth increase the risk of obstetric anal sphincter injury? British Journal of Obstetrics and Gynaecology. Abstractband zum Kongress Urogynaecology. Abstract Nr. FC10.009.
5. www.tk.de/techniker/gesundheit-und-medizin/schwangerschaft-und-geburt/geburtshilfen-2009560
6. Thies-Lagergren L, et al.: Genital tract tears in women giving birth on a birth seat: A cohort study with prospectively collected data. Women Birth. 2020; 33(1): 15–21.

7. Schantz C: Quelles interventions au cours de la grossesse diminuent le risque de lésions périnéales? RPC Prévention et protection périnéale en obstétrique CNGOF [Methods of preventing perineal injury and dysfunction during pregnancy: CNGOF Perineal prevention and protection in obstetrics]. Gynecol Obstet Fertil Senol. 2018; 46(12): 922–927.
8. Kamisan Atan I, et al.: Does the Epi-No(®) birth trainer prevent vaginal birth-related pelvic floor trauma? A multicentre prospective randomised controlled trial. BJOG. 2016; 123(6): 995–1003.
9. Weber AM: The Epi-No(®) birth trainer does not prevent birth trauma. BJOG. 2016; 123(6): 1004.
10. Gachon B, et al.: Does the implementation of a restrictive episiotomy policy for operative deliveries increase the risk of obstetric anal sphincter injury? Arch Gynecol Obstet. 2019; 300(1): 87–94.
11. Kimmich N, et al.: Video analysis for the evaluation of vaginal births: a prospective observational study. Swiss Med Wkly. 2018; 148: w14634.
12. Gurtner J, et al.: Wohin mit den Händen? Bachelorarbeit, Fachhochschule Bern, 2020.

4.3 Schneller mit Kristeller?

1. www.urbia.de/forum/15-geburt-wochenbett/3193373-wird-der-kristeller-griff-sooft-angewendet
2. Kainer F: Kristellerhilfe – obsolet oder sinnvoll? Die Hebamme. 2016; 29(04): 238–240.
3. www.hebammenkongress.de/wp-content/uploads/2019/06/Harder_Ulrike_Kristeller-Handgriff_S_19_Di_Kongress_2019.pdf
4. www.into-life.de/schneller-mit-kristeller/
5. Hasegawa J, et al.: Uterine rupture after the uterine fundal pressure maneuver. J Perinat Med. 2015; 43(6): 785–8.

6. Papadakis K: Critical appraisal of the role of applying utine fundal pressure in labour: First, do no harm. Hypertens Res Pregnancy 2019; 7: 22–26.
7. Hofmeyr GJ, et al.: Fundal pressure during the second stage of labour. Cochrane Database Syst Rev. 2017; 3(3): CD006067.
8. Cuerva MJ, et al.: Intrapartum ultrasound prior to Kristeller maneuver: an observational study. J Perinat Med. 2015; 43(2): 171-175.
9. www.hebammenkongress.de/wp-content/uploads/2019/06/Harder_Ulrike_Kristeller-Handgriff_S_19_Di_Kongress_2019.pdf
10. Pinar S, et al.: Applying fundal pressure in the second stage of labour and its impact on mother and infant health. Health Care Women Int. 2018; 39(1): 110–125.
11. Sturzenegger K, et al.: Risikofaktoren der Uterusruptur – eine retrospektive Analyse von 20152 Geburten. Geburtshilfe Frauenheilkd. 2014; 74: PO_Geb03_13.
12. Uphoff R: Rechtliche Fragestellungen und forensische Probleme bei geburtshilflich assoziierter Plexusparese. In: Bahm J (ed.): Bewegungsstörungen der oberen Extremität bei Kindern. Berlin/Heidelberg: Springer, 2017.
13. Youssef A, et al.: Fundal pressure in second stage of labor (Kristeller maneuver) is associated with increased risk of levator ani muscle avulsion. Ultrasound Obstet Gynecol. 2019; 53(1): 95–100.
14. Malvasi A, et al.: Kristeller maneuvers or fundal pressure and maternal/neonatal morbidity: obstetric and judicial literature review. J Matern Fetal Neonatal Med. 2019; 32(15): 2598–2607.
15. Harder U: Verzögerte Kopfgeburt – Alternativen zum Kristellerhandgriff. Die Hebamme 2016; 29: 373–380.
16. Schoch F und Seböck N: Schneller mit Kristeller. Bachelorarbeit Hebamme, Zürcher Hochschule für angewandte Wissenschaften Gesundheit, 2016.

5.1 Zu alt, zu schwer, zu schwach? – Abwägen vor jeder Geburt

1. Pauline Hull hier zitiert: www.geburtsrisiken.de/2016/07/.
2. Berufsverband der Frauenärzte. PM vom 14. November 2018: www.bvf.de/aktuelles/pressemitteilungen/meldung/news/zuckerkrank-in-der-schwangerschaft-unterschaetztes-risiko/
3. Radusch A: Schulterdystokie – der Schrecken der Geburtshelfer. Vortrag/Powerpoint gyntogo 2016.
4. www.rki.de/DE/Content/Gesundheitsmonitoring/Studien/Adipositas_Monitoring/Vor_und_nach_Geburt/HTML_Themenblatt_Geburtsgewicht.html
5. D'Souza JC, et al.: Risk factors for perineal trauma in the primiparous population during non-operative vaginal delivery. Int Urogynecology Journal. 2019; 30(10): 1747–1753.
6. Sveinsdottir E, et al.: Effects of an intervention program for reducing severe perineal trauma during the second stage of labor. Birth. 2019; 46(2): 371–378.
7. Polasik A, et al.: Altersentwicklung Erstgebärender an der Universitätsfrauenklinik Ulm. Z Geburtshilfe Neonatol. 2015; 219: P06–13.
8. Groutz A, et al.: First vaginal delivery at an older age: Does it carry an extra risk for the development of stress urinary incontinence? Neurourol Urodyn. 2007; 26(6): 779–782.
9. Rahmanou P, et al.: The association between maternal age at first delivery and risk of obstetric trauma. Am J Obstet Gynecol. 2016; 215(4): 451.e1–451.e7.
10. Baghestan E, et al.: Familial risk of obstetric anal sphincter injuries: registry-based cohort study. BJOG. 2013; 120(7): 831–837.
11. Halperin O, et al.: Association between severities of striae gravidarum and Obstetric Anal Sphincter Injuries (OASIS). Midwifery. 2017; 54: 25–28.
12. Ward RM, et al.: Genetic epidemiology of pelvic organ prolapse: a systematic review. Am J Obstet Gynecol. 2014; 211(4): 326–335.
13. Stroeder R, et al.: Urogynecology in obstetrics: impact of pregnancy and delivery on pelvic floor disorders, a prospective

longitudinal observational pilot study. Arch Gynecol Obstet. 2021; 304(2): 401–408.

14. Wilson D, et al.: UR-CHOICE: can we provide mothers-to-be with information about the risk of future pelvic floor dysfunction? Int Urogynecol J. 2014; 25(11): 1449–1452.
15. Bermann C: Die Beschaffenheit des Beckenbodens bei Nulliparae. Diplomarbeit, Universität Graz, 2016.

5.2 Kein Muttermauerblümchen sein – Kaiserschnitt als Plan B

1. Lehmann V: Der Kayserliche Schnitt. Die Geschichte einer Operation. Stuttgart: Schattauer, 2006.
2. Finsen V, et al.: Cesarean section: Norwegian women do as obstetricians do--not as obstetricians say. Birth. 2008; 35(2): 117–120.
3. Al-Mufti R, et al.: Survey of obstetricians' personal preference and discretionary practice. Eur J Obstet Gynecol Reprod Biol. 1997; 73(1): 1–4.
4. Bihler J, et al.: Personal Preference of Mode of Delivery. What do Urogynaecologists choose? Preliminary Results of the DECISION Study. Geburtshilfe Frauenheilkd. 2017; 77(11): 1182–1188.
5. Kolip-Studie von 2006, Umfrage GEK: www.aerztezeitung.de/Medizin/Der-Wunsch-Kaiserschnitt-ist-eher-ein-Medienphaenomen-383095.html
6. Sahlin M, et al.: Mode of delivery among Swedish midwives and obstetricians and their attitudes towards caesarean section. Sex Reprod Healthc. 2017; 11: 112–116.
7. Wax JR, et al.: Patient choice cesarean – the Maine experience. Birth. 2005; 32(3): 203–206.
8. Arikan DC, et al.: Turkish obstetricians' personal preference for mode of delivery and attitude toward cesarean delivery on maternal request. Arch Gynecol Obstet. 2011; 284(3): 543–549.

9. Almqvist C, et al.: The impact of birth mode of delivery on childhood asthma and allergic diseases – a sibling study. Clin Exp Allergy. 2012; 42(9): 1369–1376.
10. Adeyeye TE, et al.: Wheeze and Food Allergies in Children Born via Cesarean Delivery: The Upstate KIDS Study. Am J Epidemiol. 2019; 188(2): 355–362.
11. Brix N, et al.: Comparable risk of childhood asthma after vaginal delivery and emergency caesarean section. Dan Med J. 2017; 64(1): A5313.
12. Leung JY, et al.: Mode of delivery and childhood hospitalizations for asthma and other wheezing disorders. Clin Exp Allergy. 2015; 45(6): 1109–1117.
13. Loo EXL, et al.: Associations between caesarean delivery and allergic outcomes: Results from the GUSTO study. Ann Allergy Asthma Immunol. 2017; 118(5): 636–638.
14. Soullane S, et al.: Cesarean delivery and risk of hospitalization for autoimmune disorders before 14 years of age. Eur J Pediatr. 2021; 180(11): 3359–3366.
15. Han DH, et al.: Long-term Breastfeeding in the Prevention of Allergic Rhinitis: Allergic Rhinitis Cohort Study for Kids (ARCO-Kids Study). Clin Exp Otorhinolaryngol. 2019; 12(3): 301–307.
16. Pang MW, et al.: Impact of first childbirth on changes in women's preference for mode of delivery: follow-up of a longitudinal observational study. Birth. 2008; 35(2): 121–128.
17. Eide KT, et al.: Maternal reasons for requesting planned cesarean section in Norway: a qualitative study. BMC Pregnancy Childbirth. 2019; 19(1): 102.
18. Ryding EL, et al.: Pregnant women's preference for cesarean section and subsequent mode of birth – a six-country cohort study. J Psychosom Obstet Gynaecol. 2016; 37(3): 75–83.
19. Fuglenes D, et al.: Maternal preference for cesarean delivery: do women get what they want? Obstet Gynecol. 2012; 120(2 Pt 1): 252–260.

20. Harer jr. WB: Elective Cesarean: an option for primiparas? OBG Manag. 2002; 14(5): 38–44.
21. Armbrust R, et al.: The Charité cesarean birth: a family orientated approach of cesarean section. J Matern Fetal Neonatal Med. 2016; 29(1): 163–168.
22. www.pharmazeutische-zeitung.de/mehr-gesundheitsprobleme-bei-kaiserschnitt-kindern/
23. Lenzen-Schulte M: Geburtshilfe: Die Sectiorate zu senken ist schwierig. Deutsches Ärzteblatt. 2019; 116(21): A-1063 / B-877 / C-865.
24. Wilkinson E: Hospitals in England are told to stop using cesarean rates to assess performance. BMJ 2022; 376: o446.
25. www.idw-online.de/de/news753338

5.3 Mehr als Schmerzensgeld: Juristische Genugtuung

1. www.westfalen-blatt.de/owl/bielefeld/zangengeburt-mit-schweren-folgen-1020509?pid=true
2. Näther A: Dokumentationspflichten: »Muss ich das jetzt wirklich alles aufschreiben …?« Die Kinderkrankenschwester. 2020; 39(12): 362–365.
3. Schwenzer T: Geburtshilfe im Spannungsfeld der Rechtsprechung. Steinmeyer H-D, et al.: Medizin – Haftung – Versicherung. Berlin/Heidelberg: Springer, 2016, 233–262.
4. Uphoff R: Rechtsanwaltliche Empfehlungen an den Betroffenen bei Verdacht auf einen ärztlichen Behandlungsfehler in Der medizinische Behandlungsfehler: www.uphoff.de/wp-content/uploads/der_medizinische_behandlungsfehler_2018.pdf, 43–52.
5. Gabriel B, et al.: Vaginale Geburt und Veränderungen am weiblichen Beckenboden. Stellungnahme von AGUB, AGGG und DGGG. Der Frauenarzt. 2019; 60(4): 266–267.
6. www.lto.de/recht/nachrichten/n/bgh-vizr509-17-geburt-kind-sauerstoffmangel-kaiserschnitt-aufklaerung-aerzte/
7. Uphoff R: Aufklärung über die Risiken der natürlichen Geburt. Der Gynäkologe. 2019; 52 (7): 542–546.

8. www.der-niedergelassene-arzt.de/medizin/kategorie/gynaekologie/inkontinenz-infolge-einer-geburt-wird-bgh-beschaeftigen
9. OLG Hamm, Urteil vom 21.05.2003 – 3 U 122/02: https://openjur.de/u/96827.html
10. OLG München, Urteil vom 18.12.2008 – 1 U 5800/05: https://openjur.de/u/473231.html
11. OLG Köln, Urteil vom 17.06.2015 – 5 U 91/14: https://openjur.de/u/867229.html
12. OLG Oldenburg, Urteil vom 15.10.2014 – 5 U 77/14: https://openjur.de/u/746619-quotes.html

6.2 Provozieren wir!

1. www.hoerspielundfeature.de/gewalt-in-der-geburtshilfe-weinen-hilft-dir-jetzt-auch-nicht-102.html
2. Labouvie E: Andere Umstände. Eine Kulturgeschichte der Geburt. Köln/Weimar/Wien: Böhlau, 1998.
3. Büchi N und Keller S: »Hören Sie auf zu jammern ...« Bachelorarbeit Hebamme, Zürcher Hochschule für Angewandte Wissenschaften, 2019.

Eden Books
Ein Verlag der Edel Verlagsgruppe

www.edenbooks.de
1. Auflage 2022

Alle Ratschläge in diesem Buch wurden von der Autorin und vom Verlag sorgfältig erwogen und geprüft. Eine Garantie kann dennoch nicht übernommen werden. Eine Haftung der Autorin beziehungsweise des Verlags und seiner Beauftragten für Personen-, Sach- und Vermögensschäden ist daher ausgeschlossen.

Lektorat: Viktoria Hausmann
Korrektorat: Rotkel. Die Textwerkstatt
Grafiken Bildteil: © Markus Voll, freischaffender Grafiker und Illustrator, München
Layout und Satz: Datagrafix GSP GmbH, Berlin | www.datagrafix.com
Druck und Bindung: GGP Media GmbH, Pößneck
ISBN 978-3-95910-351-0

Printed in Germany

Eden Books unterstützt bei der Produktion dieses Buches das Projekt »Junge Riesen für die nächsten 100 Jahre«. Damit wird ein Anteil der unvermeidbaren CO_2-Emissionen im direkten Umfeld des Produktionsstandortes kompensiert.

MIX
Papier aus verantwortungsvollen Quellen
FSC® C014496
FSC
www.fsc.org